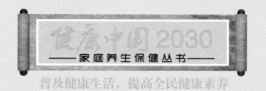

健康中国 2030
——家庭养生保健丛书——
普及健康生活，提高全民健康素养

图解三分钟手疗

钱丽旗◎主编

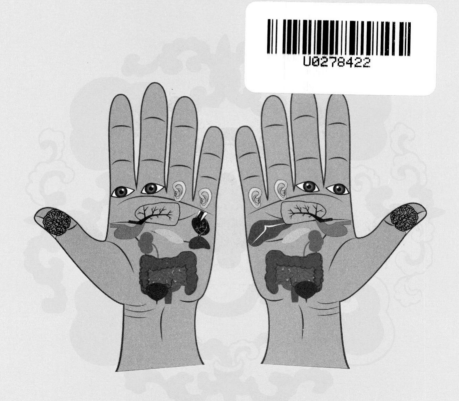

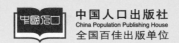

中国人口出版社
China Population Publishing House
全国百佳出版单位

图书在版编目（CIP）数据

图解三分钟手疗 / 钱丽旗主编. -- 北京：中国人口出版社, 2018. 4

（健康中国2030家庭养生保健丛书）

ISBN 978-7-5101-4886-6

Ⅰ. ①图… Ⅱ. ①钱… Ⅲ. ①手—按摩疗法（中医）–图解 Ⅳ. ①R244.1–64

中国版本图书馆CIP数据核字(2017)第005296号

图解三分钟手疗

钱丽旗　主编

出版发行	中国人口出版社
印　　刷	天津泰宇印务有限公司
开　　本	787mm×1092mm　1/16
印　　张	16
字　　数	240千字
版　　次	2018年4月第1版
印　　次	2018年4月第1次印刷
书　　号	ISBN 978-7-5101-4886-6
定　　价	48.00元

社　　长	邱立
网　　址	www.rkcbs.net
电子信箱	rkcbs@126.com
总编室电话	(010)83519392
发行部电话	(010)83530809
传　　真	(010)83518190
地　　址	北京市西城区广安门南街80号中加大厦
邮政编码	100054

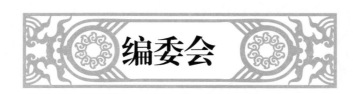

编委会

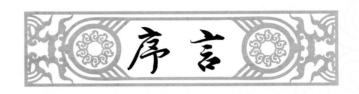

序言

　　健康，是每个国民的立身之本，也是一个国家的立国之基。健康，是民族昌盛和国家富强的重要标志，也是广大人民群众的共同追求。"没有全民健康，就没有全面小康。我们把健康列为小康的组成部分，更能体现出我们社会的文明进步。""把人民健康放在优先发展战略地位。" 当前，我国进入全面建成小康社会决胜阶段，随着经济社会的不断发展，科学技术的不断进步，人们的生活水平不断提高的同时，种种不良的生活方式也使人们越来越多地遭受到疾病的困扰。因此"要倡导健康文明的生活方式，树立大卫生、大健康的理念，把以治病为中心转变为以人民健康为中心，建立健全健康教育体系，提升全民健康素养，推动全民健身和全民健康深度融合。"我们编撰《健康中国2030家庭保健养生丛书》就是基于大健康，大卫生的理念，依据中医养生的核心——"以人为本，以和为贵"，调理身体气机的中心思想，将养生保健的科学生活习惯融入到日常的生活中。

　　中国的养生文化，已经流传了几千年，备受人们热捧。三千多年前我们祖先就已经广泛运用艾灸疗法来养生、防病治病。近年来，人们开始关注养生文化，养生保健种类日益丰富，可以说，"养生"理念已逐渐融入人们的日常生活中。

　　基于养生保健思想的日益普及，我们编写了这套养生系列丛书，其中包含20本分册，分为五个类型，分别为防治病、养生经、自疗、三分钟疗法类，传统疗法类。其中，防治病包括《图解—刮痧防治病》，《图解—艾灸防治病》，《图解—拔罐防治病》，《图解—推拿防治病》；养生经包括《图解—黄帝内经体质养生》，《图解—本草纲目对症养生》；自疗类包括《图解—颈椎病自疗》，《图解—腰椎病自疗》，《图解—常见病自查自疗》；三分钟疗法类包括《图解—三分钟足疗》，《图解—三分钟手疗》，《图解—三分钟面诊》；传统疗法类包括《图解—人体经络》，《图解—百病从腿养》，《图解—小疗法大健康》，《图解—儿童经络按摩刮痧全集》，《图解—对症按摩》，《图解—小穴位》，《图解—手足对症按摩》，《图解—特效指压疗法》。

这套丛书从各个方面为大家介绍了日常养生的相关内容，语言浅显易懂，将复杂的医学知识用平实通俗的语言表达出来，方便读者理解。同时本书采用图解形式，配了大量插图，帮助认识各个疾病以及穴位的特点、疗法功效。读完本套丛书，你便能掌握一些基本养生知识和常用对症治病的疗法，并灵活加以应用。

本套丛书的编写团队由多家三甲医院的权威中医专家组成，包括解放军总医院第一附属医院钱丽旗主任，中国中医科学院广安门医院倪青教授，解放军总医院窦永起教授，空军总医院马建伟教授，海军总医院李秀玉教授，北京崔月犁传统医学研究中心冯建春教授，武警总医院许建阳教授，中国中西医结合杂志社王卫霞副编审，国家食品药品监督管理局马秀璟教授，中日友好医院夏仲元教授等多位军内外知名学者，汇集了军队、地方最优质的医疗学术资源，着力打造健康类图书精品，是在军队改革新形势下军民融合、资源共享、造福人民的新创举，期冀这一系列丛书为百姓带来真正的健康福音，为健康中国建设添砖加瓦。

当然，书中难免有所纰漏，也望广大读者批评指正。

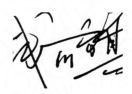

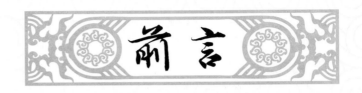

前言

　　按摩作为中医传统疗法的一种，因其简单方便，经济实惠，保健功效良好，为越来越多的人认可和应用。它以脉象、经络等中医学理论为指导，运用各种不同的按摩手法，在人体适当的部位进行操作，产生的刺激信息通过反射的方式，对人体的神经、体液等功能施加影响，达到防治疾病、消除疲劳、增强体质、健美防衰、延年益寿的目的。按摩手法由于简单易学、效果显著，因此深受人们的喜爱。几千年来流传不衰，并已风靡全球。

　　现代社会由于人们生活节奏日益加快，各种压力不断增加。很多人都处于一种亚健康状态。越来越多的人把关注健康的目光转向了保健按摩。

　　手是由54块骨骼、数十个关节、几十块肌肉和韧带组成的，有极为丰富的神经末梢和毛细血管。同时手上还有400多个穴位与反应点，72处反射区。俗话说"十指连心"，手是人体重要的组成部分，其在保健中亦有重要的作用。经常做手部保健，不仅可以治疗手部及全身疾病，还可起到强身健体、延年益寿的作用。而且手、足、耳这三个地方相对好按摩，可以随时够得着，也可以自我按摩。手诊手疗，在我国有着悠久的历史，我国历代医家在这方面已经有了几千年来诊断疾病的宝贵经验的积累。我们通过按摩手部对应的身体各部位的反射区和穴位，可以调理和改善身体状况，或者直接防治各种疾病。

　　手部穴位按摩治疗疾病，无创伤无副作用，疗效显著并且可以随时随地进行，方便无负担，因此，这些年来越来越受到人们欢迎。它之所以发展如此迅速，就是因为这种诊治方法不但诊断准确率高，能及时发现，而且不论肤色人种，一律通用，既无需任何仪器，又无毒副作用，随时随地可以进行诊查和治疗。

　　在此理论基础上，我们出版了本书，指导读者朋友们掌握手疗这一简单易行的自疗方法。本书具有以下几个特色：

一、用图解形式详细介绍了手部的各个病理反射区和穴位，直观形象，准确详细，是学习手疗的必备知识。

二、本书同时简单介绍了和手部看病相关的手部其他知识，方便读者在具体操作时结合望诊的手法，判断疾病，更好地进行手部按摩，治疗各种疾病。各种方法相得益彰，互为补充，这样读者在读完本书后可以形成一个系统的通过手部治病的基本知识。

三、本书详细讲解了生活中常见的多种不同疾病的手部诊病和按摩方法及操作手法，让读者不仅可以学到简便实用的诊病技巧，还可以学到这种疾病的手疗方法。针对各种不同的疾病，我们详细介绍了相关的治疗穴位和穴位的正确位置，简单易行好操作好记忆。

四、本书从手部病理反射区、手部穴位到每种具体病例的针对性穴位和按摩手法，均配备了准确清晰的图片和文字说明，图文并茂，为你掌握手疗提供了真实可行的参考资料。

手疗治病防病，虽有一定的医学依据，但是以保健预防为主。如果遇到大病，请你及时去医院就医，听从医嘱治疗，不要完全依赖于手疗按摩。

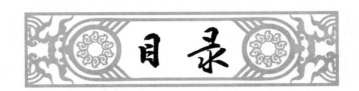

目录

第七章　神经及内分泌系统疾病手疗　165

第十章　　其他疾病手疗　228

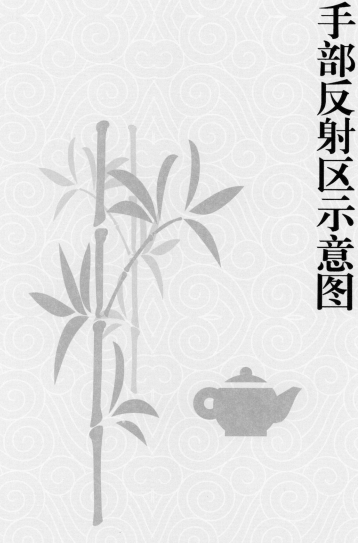

第一章　手部反射区示意图

左手掌反射区示意图

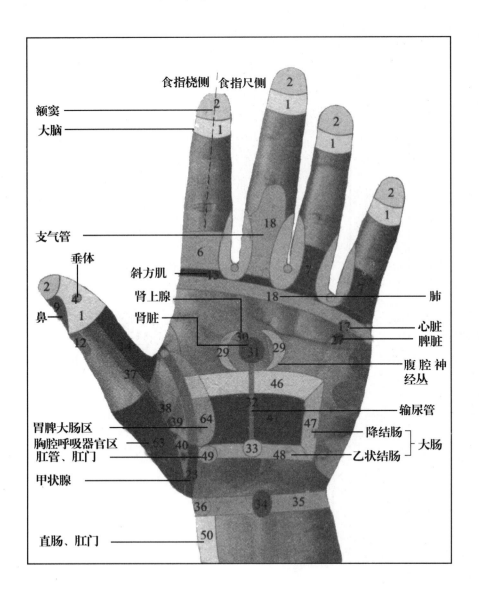

食指桡侧　食指尺侧

额窦

大脑

支气管

垂体

斜方肌

肾上腺

肾脏

鼻

胃脾大肠区

胸腔呼吸器官区

肛管、肛门

甲状腺

直肠、肛门

肺

心脏

脾脏

腹腔神经丛

输尿管

降结肠

乙状结肠　大肠

右手掌反射区示意图

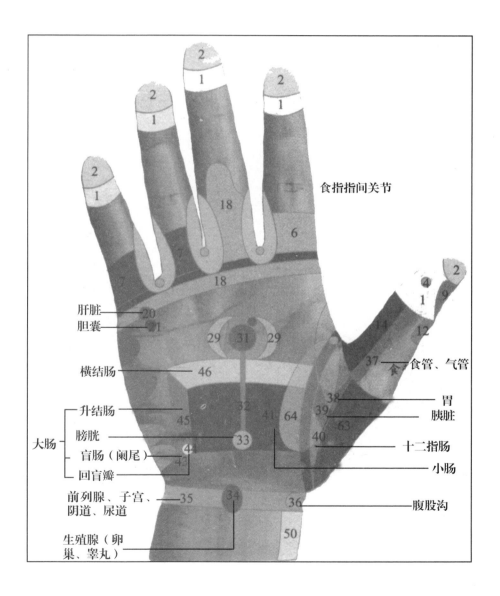

左手背反射区示意图

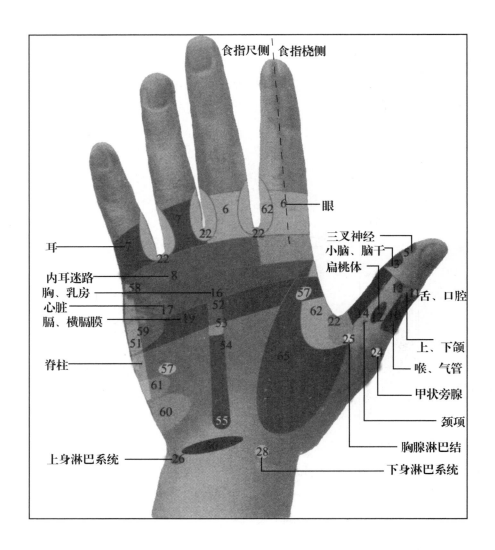

食指尺侧　食指桡侧

眼

三叉神经
小脑、脑干
扁桃体

耳

内耳迷路
胸、乳房
心脏
膈、横膈膜

舌、口腔

上、下颌

喉、气管

脊柱

甲状旁腺

颈项

胸腺淋巴结

上身淋巴系统

下身淋巴系统

右手背反射区示意图

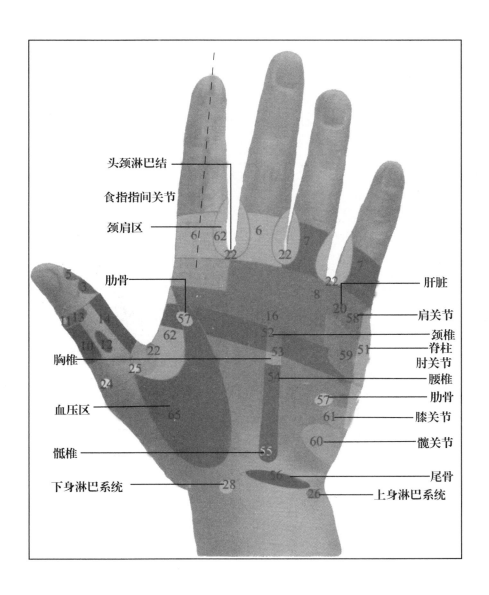

头颈淋巴结

食指指间关节

颈肩区

肋骨

胸椎

血压区

骶椎

下身淋巴系统

肝脏

肩关节

颈椎

脊柱

肘关节

腰椎

肋骨

膝关节

髋关节

尾骨

上身淋巴系统

手部脏腑对应图

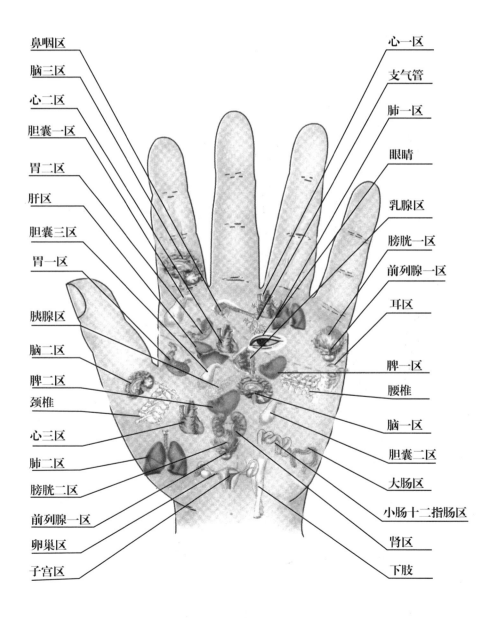

鼻咽区

脑三区

心二区

胆囊一区

胃二区

肝区

胆囊三区

胃一区

胰腺区

脑二区

脾二区

颈椎

心三区

肺二区

膀胱二区

前列腺一区

卵巢区

子宫区

心一区

支气管

肺一区

眼睛

乳腺区

膀胱一区

前列腺一区

耳区

脾一区

腰椎

脑一区

胆囊二区

大肠区

小肠十二指肠区

肾区

下肢

掌部常见14条线示意图

　　人的手纹在一定的情况下会随着人体的健康状况、生活环境、心理情况和年龄的变化而变化。在手诊的运用中，经常观察的手线大概有14条。这14条线分别反映了身体不同系统的健康状况。根据这些手线的异常变化，就可以判断出不同系统所存在的健康问题。

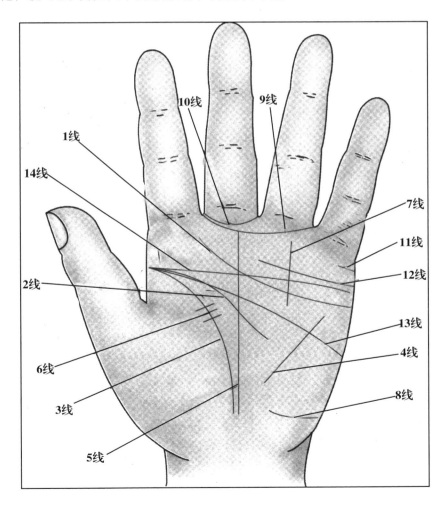

手掌穴位与反射点

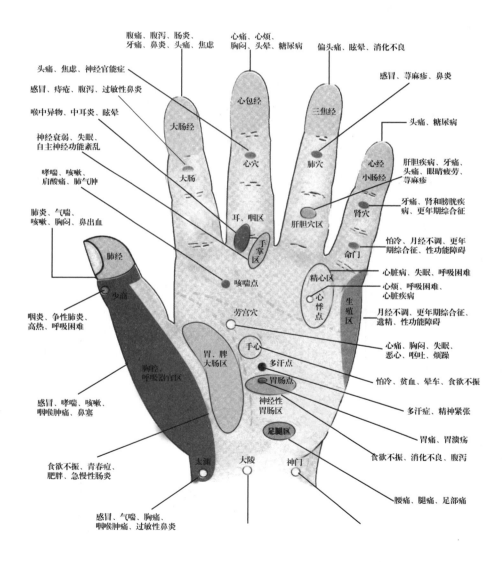

腹痛、腹泻、肠炎、牙痛、鼻炎、头痛、焦虑

心痛、心烦、胸闷、头晕、糖尿病

偏头痛、眩晕、消化不良

头痛、焦虑、神经官能症

感冒、荨麻疹、鼻炎

感冒、痔疮、腹泻、过敏性鼻炎

喉中异物、中耳炎、眩晕

神经衰弱、失眠、自主神经功能紊乱

哮喘、咳嗽、肩酸痛、肺气肿

肺炎、气喘、咳嗽、胸闷、鼻出血

心包经

大肠经

心穴

大肠

耳、咽区

手掌区

三焦经

肺穴

肝胆穴区

头痛、糖尿病

肝胆疾病、牙痛、头痛、眼睛疲劳、荨麻疹

牙痛、肾和膀胱疾病、更年期综合征

怕冷、月经不调、更年期综合征、性功能障碍

心经

小肠经

肾穴

命门

精心区

心悸点

生殖区

心脏病、失眠、呼吸困难

心烦、呼吸困难、心脏疾病

月经不调、更年期综合征、遗精、性功能障碍

肺经

少商

咽炎、争性肺炎、高热、呼吸困难

胸腔、呼吸器官区

感冒、哮喘、咳嗽、咽喉肿痛、鼻塞

咳喘点

劳宫穴

手心

多汗点

胃肠点

胃、脾、大肠区

神经性胃肠区

足腿区

心痛、胸闷、失眠、恶心、呕吐、烦躁

怕冷、贫血、晕车、食欲不振

多汗症、精神紧张

胃痛、胃溃疡

食欲不振、消化不良、腹泻

食欲不振、青春痘、肥胖、急慢性肠炎

太渊

大陵

神门

腰痛、腿痛、足部痛

感冒、气喘、胸痛、咽喉肿痛、过敏性鼻炎

手的第五掌骨全息穴位图

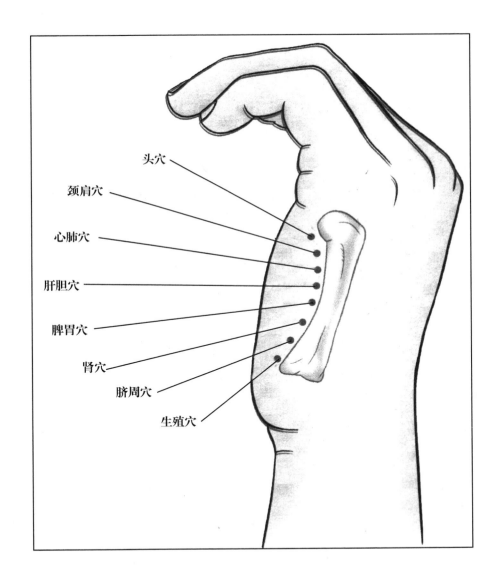

头穴

颈肩穴

心肺穴

肝胆穴

脾胃穴

肾穴

脐周穴

生殖穴

手掌生物全息示意图

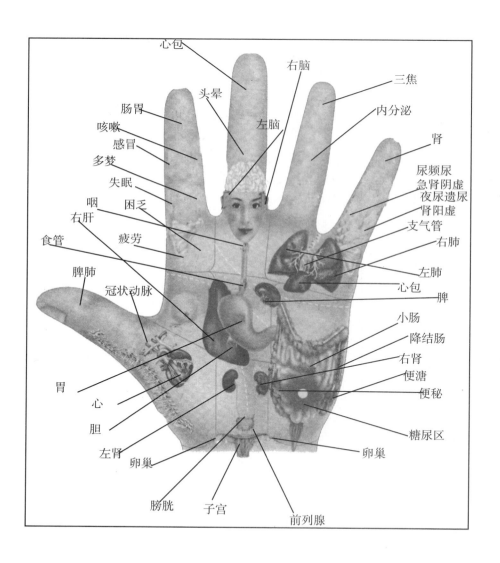

手背生物全息示意图

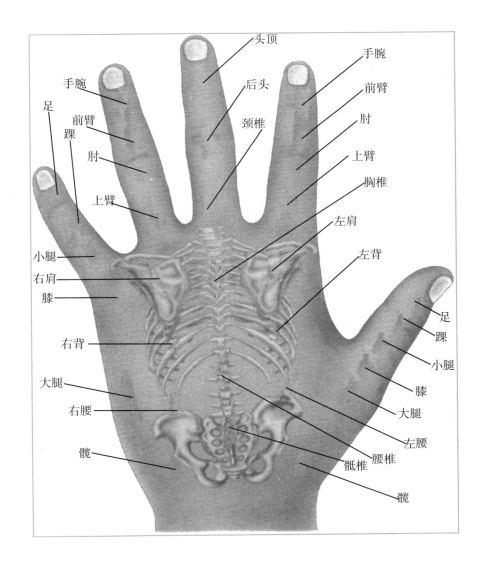

手部生物全息示意图

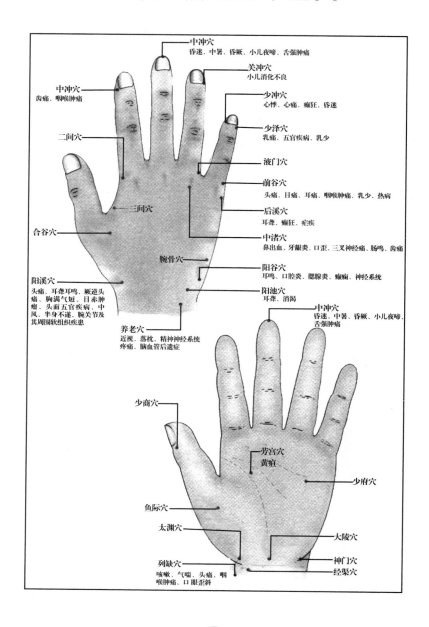

中冲穴
昏迷、中暑、昏厥、小儿夜啼、舌强肿痛

关冲穴
小儿消化不良

少冲穴
心悸、心痛、癫狂、昏迷

少泽穴
乳痛、五官疾病、乳少

液门穴

前谷穴
头痛、目痛、耳痛、咽喉肿痛、乳少、热病

后溪穴
耳聋、癫狂、疟疾

中渚穴
鼻出血、牙龈炎、口歪、三叉神经痛、肠鸣、齿痛

阳谷穴
耳鸣、口腔炎、腮腺炎、癫痫、神经系统

阳池穴
耳聋、消渴

中冲穴
昏迷、中暑、昏厥、小儿夜啼、舌强肿痛

中冲穴
齿痛、咽喉肿痛

二间穴

三间穴

合谷穴

腕骨穴

阳溪穴
头痛、耳聋耳鸣、厥逆头痛、胸满气短、目赤肿痛、头面五官疾病、中风、半身不遂、腕关节及其周围软组织疾患

养老穴
近视、落枕、精神神经系统疼痛、脑血管后遗症

少商穴

劳宫穴
黄疸

少府穴

鱼际穴

太渊穴

大陵穴

神门穴

经渠穴

列缺穴
咳嗽、气喘、头痛、咽喉肿痛、口眼歪斜

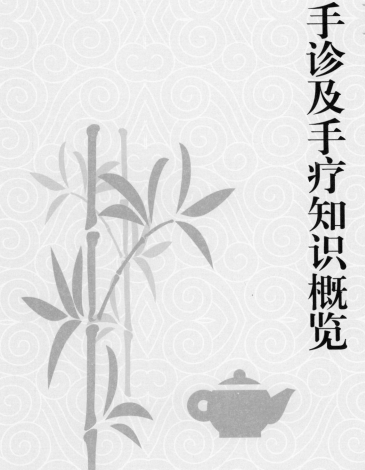

第二章

手诊及手疗知识概览

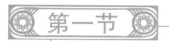

第一节 观手就能诊病

手诊较面诊有更大的适应性，它可以不受人种肤色的局限，不受美容化妆的影响，不受人情绪的控制，具有更大的普遍适应性。不同人种的手纹规律相同，这是医者在给不同肤色的人手诊后得出的经验。手部形态往往是人体健康或疾病的反映。

观手诊病的理论依据

▶ 经络学说

常言道"十指连心"，说明手足与内脏存在着实质性联系。经络学说认为，人体是一个整体信息网络，人体内脏与体表之间的联系是通过经络来进行的。

经络系统又是由十二经脉、奇经八脉、十五络脉、十二经别、十二经筋、十二皮部以及许多孙络、浮络等组成。仅十二经脉就通过手、足阴经、表里经的联接而相互传递，构成一个周而复始，循环无端的传注关系。如《灵枢·

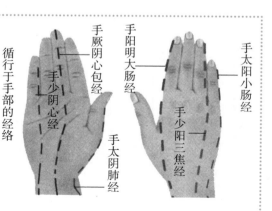

循行于手部的经络 / 手厥阴心包经 / 手少阴心经 / 手太阴肺经 / 手阳明大肠经 / 手太阳小肠经 / 手少阳三焦经

海论》所说："夫十二经脉者，内属于脏腑、外络于肢节。"《灵枢·动输》中说："夫四末阴阳之会者，此气之大络也。"《灵枢·卫气失常》又说："皮之部，输于四末。"以上论述均说明手、足是阴阳经脉气血汇集的部位，对经气的接通具有重要的作用。因此，手能反映全身的生理、病理信息。

▶ 五脏配色理论

通过经络学说，我们知道手能反映全身的生理、病理信息。这个信息的传递是以五脏配五色的理论来实现的。

五色主病的含义

一是代表不同脏腑的病变。《灵枢·五色》提出："以五色命五脏，青为肝，赤为心，白为肺，黄为脾，黑为肾。"

二是五色代表不同性质的病症，如"青黑为痛，黄赤为热，白为寒"。《丹溪心法》指出："欲知其内者，当以观乎外；诊于外者，斯以知其内；盖有诸内者，必形诸于外。"明确表达了观察手指掌上的气、色、形态的变化，即可知道脏腑的健康情况。

▶ 生物全息理论

生物全息理论是1973年由张颖清教授提出来的。他发现人的第二掌骨恰似整个人体的"缩小版"。在第二掌骨桡侧，根据压痛的有无和位置，可判断机体有无病症及病变部位。在痛点上针刺或按摩便可治疗与机体相应部位的疾病。生物全息理论认为每一物质的局部都反映其整体的信息。

因此，通过观察手部相应穴位上发生的某些特别的变化，如变色、变形、血管充盈、压痛等病理反应点或敏感点，即可判断人体的健康状况。这些都能说明观手诊病是具有组织结构基础的，手部指掌贮存着整个生物体的全部信息，是观察人体健康的窗口。

观手诊病的要素

观手诊病，古今中外研究者甚多，各有所长。中国流传的观手诊病方法多以中医理论为诊断依据，故属中医望诊的范畴。观手诊病以无痛诊断为主，有痛诊断为辅。因为有病脏器（部位）在手的相应穴位（反射区）对痛觉敏感度明显高于其他部位，故可根据这一特点找出有问题的脏腑器官。

观手诊断（无痛诊断）的要素主要有以下两点：

▶ **了解手部的全息定位和经络定位**

了解全身各部位在手部的全息定位和经络定位是观手诊病的基础。

● 手部的全息定位方法是横分上下、竖分左右。无论左手或右手均以大拇指的方向为身体的左侧，小指的方向为右侧。以中指为身体的正中分界线。手指尖方向表示身体的上部，手掌根部方向表示身体的下部。由于每个人手掌的长短、胖瘦以及形状不同，故以手掌中的四条主要掌纹线，即天纹（感情线）、人纹（智慧线）、地纹（生命线）、玉柱线为划分部位的标志。全息定位分男左女右。

● 经络定位诊病法的基础理论是经络学说。五个手指有六条经脉循行，五个手指所代表的脏腑观点略有不同，一般认为以传统的经脉循行为依据，判断经脉与脏腑的病变比较准确。

▶ **学会观察手部的气、色、形态**

从观手诊病原理了解到全息、经络手诊法是通过观察手指掌部的气、色、形态的变化来诊断疾病的方法。气、色、形态是三个不同的概念，对诊断疾病都有独特的意义。

● 望气。主要是观察手诊部位皮肤的光泽。皮肤明亮润泽为有气，晦暗枯槁为"无气"。

● 望色。是五脏配五色理论的具体运用。我国正常人的手掌呈淡红色或粉红色，明润光泽。

●五色的意义	
白色	主虚、主寒、主失血症、炎症、贫血和疼痛
浅橙色	主湿、主久病，也常提示肝胆病或慢性病
橙色	主热症，要注意不同的红色，如浅红色、深红色、鲜红色、暗红色、紫红色等
浅灰色	主痛、主瘀血、主惊风，手掌上呈现晦暗的青紫色提示血脂高，青绿色表示血黏度大
深灰色	主肾虚、瘀血

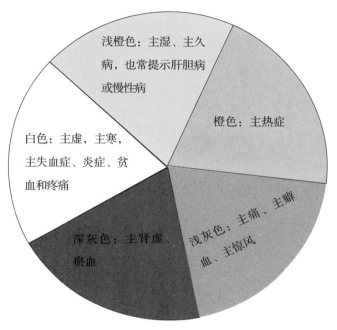

浅橙色：主湿、主久病，也常提示肝胆病或慢性病

橙色：主热症

白色：主虚，主寒，主失血症、炎症、贫血和疼痛

浅灰色：主痛、主癣血、主惊风

深灰色：主肾虚、瘀血

从手的颜色变化来辨别疾病

● 望形态。形态是手掌上某一具体区域显露出来的视觉形象，是对望色的补充。有凸、凹、浮、沉、微、甚、疏、密8种。此外，望形态还包括望手指的曲直，如手指出现粗细异常，向左、向右、向前、向后弯曲，或手指末端肥大如汤匙状，手指根缩小、根部间隙较大，均属变形范畴。根据变形的位置参考变形手指循行的经脉与脏腑的关系，即可判断相应脏腑的健康状况。

● 温馨提示

◆望手诊病时手指掌应自然张开，不需要用力挺直。

◆光线要明亮（自然光）。

◆注意年龄、温度、气候、情绪、职业、生理等内外因素的影响。

◆用全息定位法分析健康状况时须遵循男左女右的原则，但经络手诊法并不遵循这一原则。

第二节

观五指

五根手指，各司其职，相互配合，人们才完成了各种复杂的工作。从中医角度讲，五根手指又各主不同的脏器，相互补充，才保障了人体全身气血的顺畅。手指是人体上肢的末端，气血循环至此而复回，所以通过观察手指可观察脏腑的相关变化情况。

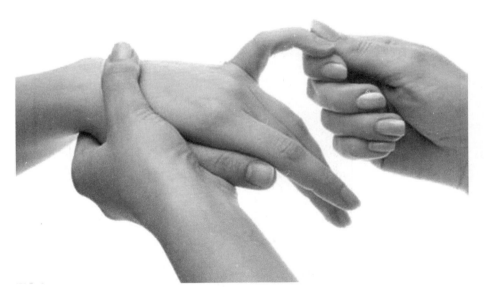

一般健康人的五指丰满、圆润、有力，长短比例适当。五指当中任何一指指形比例不当，都可说明相关的脏腑变化情况。五指的健康标准应是：大拇指圆长、强壮；食指、无名指长短等齐；中指应比食指、无名指长出半个指节；小指长度应达到无名指第1指节横纹线上。各指均应修长、丰满、圆润。反之，则是病态。

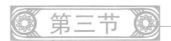

第三节 观指端

拇指指端疼痛

拇指对应肺部经络，主心脏和肺，若疼痛则提示呼吸系统有问题。拇指上的少商穴与肺息息相关，如肺有疾患压这个部位时，会感到疼痛难忍。如伴有咳嗽、气喘、胸部胀满、心慌、心烦等，可经常按压双手拇指，刺激心肺经络，以缓解症状。

食指指端疼痛

食指对应肺、大肠经络，能反映出肝脏、肺、胃和大肠的健康，若疼痛则提示消化系统有问题。食指上有商阳穴，便秘时压这个手指，会感觉很痛。食指疼痛可能提示患有肺、大肠疾病，同时伴有咽喉肿痛、咳嗽、发热、出汗、呼吸急促、口干、牙痛、腹泻或便秘症状的人，应经常按压双手食指。

中指指端疼痛

中指有心包经通过，对应心、肝脏和血液循环系统，若疼痛则提示肝脏、心血管系统有问题。中指上有中冲穴，因疾病不适使心脏承受不了时，这里会感到疼痛。

无名指指端疼痛

无名指为三焦、心包经络，对应脏腑是肺，若疼痛则可能是咽喉痛或头痛。在无名指上有关冲穴，感冒发热时揉此部位可缓解症状。

小指指端疼痛

　　小指对应心和小肠经络，主肾脏，若疼痛则可能心脏或小肠有问题。靠近无名指一侧的小指指尖有少冲穴，另一侧有少泽穴。

　　少冲与心脏有密切关系，心脏病发作时，用力按压小指指尖，可以缓解病情；少泽是关联小肠的经穴，消化不良时，可用力按压此部位。小指疼痛，提示肾脏和小肠有疾病，可能同时伴有尿频、尿急、腰酸、腹泻等症状，这类患者可经常按压双手小指。

　　经常按压双手小指可改善肾脏及小肠疾病。

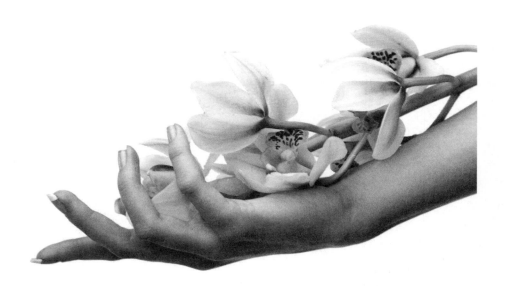

第四节

观指甲

指甲诊病是以观察十指指甲的血气形态、色泽变化来诊断疾病或病变程度的方法。用观察指甲血气形色变化来测知疾病同观察耳廓、指纹，以及舌诊、面诊一样，都属于祖国医学中望诊的范畴。

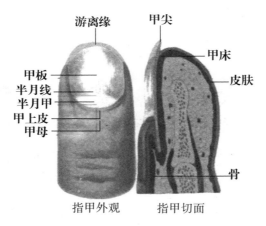

指甲外观　　　指甲切面

指甲诊病的特点是通过对十指指甲的血气形态及其色泽变化，同内脏组织器官病变的联系加以探讨。如当人的某一脏腑、器官发生病变，会以不同的信号相应地反映在指甲的一定位置上，并且将病变的程度，即病情的轻重，以不同的色泽表现出来。当指甲某部位出现了特定的血气符号和色形，就可预测机体内某脏腑器官发生了病变。这是自我检查疾病的重要方法之一。

观甲床的颜色和形态

正常的指甲外观光滑润泽，柔韧呈弧形，压其末端，甲板呈白色，放开后立刻恢复红润色，即表明气血充足，运行通畅，身体健康。

甲床苍白	提示气血虚衰。部分白色指甲，可见于结核、淋巴肉瘤、癌症。点状白甲（即甲板上出现一个或数个白点或白云状、絮状斑点）多见于消化系统疾病、营养不良等。
甲床红赤	提示气血热症。若红赤而润则病情较轻，红赤而无光泽则病情较重。
甲床上出现瘀斑	指甲上出现瘀斑是脑部血液循环发生障碍的前兆，应警惕脑出血的发生。一般右手出现瘀斑点多是左脑有问题，而左手出现瘀斑点多是右脑有问题。因此当指甲出现瘀斑点时，千万不可以掉以轻心，应当立即祛除其潜在的隐患。此时，按压食指上的经络井穴——商阳穴，加速血液循环。按压时应右手控制左脑，左手控制右脑，两手交替进行，直到指甲内的瘀斑消失。

观半月甲的大小和颜色

指甲根部的淡色弧形圈称半月痕甲，俗称健康圈。指甲是阴经阳经的交汇处，甲床有丰富的血管及神经末梢，是观察人体气血循环变化的窗口。指甲半月痕的发育受营养、环境、身体素质的影响，当消化吸收功能欠佳时，半月痕会模糊减少甚至消失，如老年人营养不良，半月甲则多消失。健康圈可以作为人体营养状况的提示，也反映出人体正邪的状况和推测疾病及预后的好坏。

● 半月甲太大超过甲身1/5的比例，揭示此人易患高血压、脑卒中等症。

● 半月甲过小或隐隐约约不太明显，揭示此人易患脑软化症、急性肺炎、气喘、痛风、消化系统等疾病。

● 指甲完全看不到半月甲，多患有贫血、神经衰弱、低血压等症。

半月甲的正常颜色为白色，如颜色异常变成粉红色，则说明体内有病变；发青，则暗示呼吸系统有问题，容易患心血管疾病；发蓝，则是血液循环不畅的表现。由于各指的指甲对应的脏腑不同，因此每根手指的指甲由白色转变成粉红色的意义也不同，详情参见下表：

异常表现	健康提示
拇指半月甲由白色变成粉红色	说明胰腺功能可能出现了问题
食指半月甲由白色变成粉红色	说明消化系统可能出现了状况
中指半月甲由白色变成粉红色	说明可能是由于情绪过度紧张导致脑供血不良，引发内脏功能衰退
无名指半月甲由白色变成粉红色	说明运行于无名指的三焦经发生异常，体源失调，导致血液循环不良，是体能崩溃的先兆
小指半月甲由白色变成粉红色	表示可能是心经流畅不顺，心脏功能不良
半月痕越来越少	由于气血运行受阻，则精力较差，体质较弱。此类人多为阳虚的体质，阳虚则内寒，身体手脚都特别怕冷，应注意保暖
指甲下端的半月痕很大	表示血液循环快速
指甲下端的半月痕很小	血液循环不好，到了极度贫血的时候，半月痕就会完全消失

观指甲的形态

正常人的指甲甲身光泽、圆润，甲型大小适中，和指头的长短宽窄相称，指甲长度应达到指节的一半，甲身长宽的比例应是长4宽3。竖起手指从侧面看指甲，其形状应该略为弯曲，弧度和缓。如有异变则说明脏腑功能出现异常。

短指甲 短指甲是指甲长度不及手指第1指节的一半。这种指甲甲面上如出现红色，就像交通信号中的红灯，是脑卒中的先兆，需要引起足够的重视。

狭长指 从形状上看这是一种狭长的窄指甲。这种人易患脊髓病，在女性则易患癌症。

大指甲 长度超过手指第1指节一半以上的指甲称大指甲。凡长有大指甲、细手指型的人均易患呼吸系统疾病。

橄榄形指甲 甲身呈两头小中间大的橄榄形，这种人心血管系统不健康。甲形状如筒附着在甲床上，这种人易患肿瘤病。

翻曲指甲 甲身在前极处向上翻曲，称上翻曲，这种人患有脊髓疾病或酒精中毒、风湿病；甲身在前极处向下翻曲，称下翻曲，这种人患有心血管病、气滞血瘀或缺钙。

嵌入指甲 甲床凹陷、甲身嵌入肉内，称嵌入指甲，这种人肝脏功能衰退。

扇形指甲 甲身后极狭小，前极特宽，宛如扇面形。这种人多为心力衰竭者。

扁平指甲 竖起手指从侧面看，呈明显扁平状。这种扁平指甲表示消化系统功能失调。

贝壳状指甲 这是一种又圆又大，有如贝壳覆盖在手指上。这种指甲也叫结核甲。一般说，结核甲的出现大多发生在结核病初期，如发现指甲颜色变为紫色或出现纵纹，提示病情已趋恶化，应及时进行治疗。

外三角形指甲 甲身呈尖部大根部小的外三角形，这种人易患脑脊髓及麻痹性疾病。

俯垂指甲 指甲甲身中间隆起，甲尖甲根两端俯垂，这种人患有呼吸系统疾病。

方指甲 指甲甲身短而方。这种人易患心脏疾病，要引起注意。

宽指甲 指甲甲身宽阔而短，宽度大于长度。这种人心脏较弱，易患知觉麻痹症，且易患腹部到腰部以及下半身疾病。

观甲身的颜色及表面

指甲出现纵纹 说明此人有过度体力透支、精神持续疲乏，将发生神经衰弱。如果起居正常，休息良好，精力恢复，纵纹就会逐渐消退。

指甲苍白色 提示患营养不良、贫血等症。

指甲青黑色 提示此人接近死亡。

指甲黄色、青色 提示此人身体衰弱，内脏病患较重。

指甲上出现淡黄色斑点 提示此人有消化系统病变，如转浅黑色，须警惕癌变的可能。

指甲上出现黑、红斑点 表示血液循环系统异常，是脑血管病变的预兆。在左手要注意右脑病变；在右手要注意左脑病变。

指甲上出现横纹 指甲上出现横纹说明消化系统可能出了故障。

指甲上出现单凹沟 指甲甲身上出现单一凹沟，说明机体内已出现各种病变。拇指甲出现凹沟：多为神经系统出现障碍。食指甲出现凹沟：多为皮肤病。中指甲出现凹沟：多为肌肉无力症。无名指甲出现凹沟：多为眼疾、呼吸系统疾病。小指甲出现凹沟，多为咽喉炎、神经系统疾病或胆囊疾病。

指甲上出现多痕凹沟 在一个指甲出现像洗衣板样的多痕凹沟，提示患有肠寄生虫病或肠道功能异常衰弱。

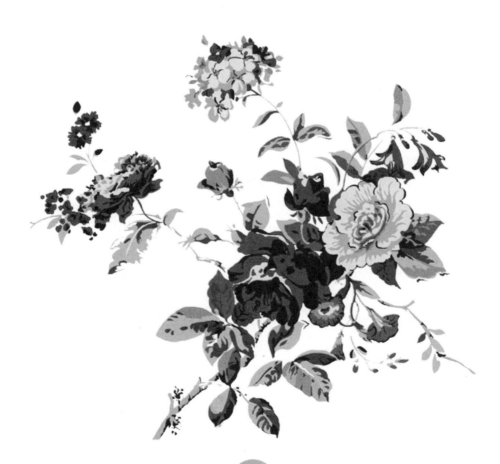

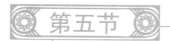

第五节

观手掌

观手掌的形态

通过观察手掌的形态改变可诊断病症，具体方法如下：

● 一个人理想的手掌应该是软硬度适中，其厚薄恰到好处。

● 若见手掌部肌肉丰厚，且富有弹性，提示精力充沛，充满活力。

● 若见手掌部肌肉柔软细薄，提示精力不足，神疲体倦，虚弱多病。

● 若见手掌瘦而坚硬，提示消化功能较为薄弱，且易患抑郁症。

● 若见手掌水肿，并伴有手指麻木，提示心脏易患疾患。

● 若见手掌小鱼际和小指边缘肌肉下陷，皮肤无光泽，提示体液不足，容易患慢性腹泻或慢性下利等疾患。

● 若见大小鱼际隆起部或其掌心，甚至手指间出现点状，直径为1～3毫米，常为黄色珍珠样或肉色，并伴有透明的表皮角化丘疹，高出皮肤表面，其中大部分为环状鳞片样，小部分为中心凹陷者，称为"手掌角化症"，俗称"手茧"，多见于男性膀胱癌患者。经研究发现，手掌角化症的发生率随其年龄增大而增加。若突然发生大小鱼际处的手掌角化症者，应高度警惕患上癌症的可能。

● 若见手掌指间距狭窄者，提示易患十二指肠溃疡病、结核病、抑郁症等病症；若见手掌指间距较宽者，提示易患高脂血症、肥胖症，以及心、脑血管疾病等病症。

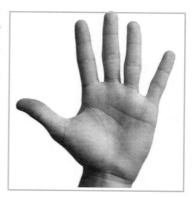

● 若见手掌的某一区域范围出现有较其周围皮肤凸起的点状改变，一般提示病程较为长久。而且还表明其机体内部脏

器呈增生、肿大或肥大性改变等。必须注意：病理性凸起与老茧，其不同之处为病理性凸起范围很小，往往只是一个"点"，而老茧其范围相对较大。

● 若见手掌上凸起带尖的浅黄色斑点，其中间色重，呈点状改变或其周围边缘不清者，应考虑罹患肿瘤的可能。若为咖啡色或暗青色发亮者，则更应引起高度注意，应及时做进一步的检查，以排除患恶性肿瘤的可能。

● 若见手掌的某一区域范围内有较周围皮肤稍微凹陷的点状改变，一般提示机体脏器萎缩或其功能减退，或因手术后的瘢痕所致。

● 若见气色斑点显现的位置位于皮肤浅表处，提示病在其表，亦即表征。一般表示病在初始阶段，提示病情较轻，易治，且其预后较好；若见气色斑点显现的位置位于皮肤深处，提示病属其里，亦即里征。一般表示患慢性疾病，且其病情较重，较为难治。

● 若气色浅淡，为正气虚弱之征兆；若见气色深浓，为邪气太盛之征兆。

● 若见手掌上的气色斑点由浮变沉，提示病情正在进一步加重；相反，若见手掌上的气色斑点由沉变浮，提示病情正在减轻，趋愈。

● 若见手掌上的气色斑点在具体区域范围内密集存在，提示病情较重或由轻逐渐转重，若见手掌上的气色斑点在具体区域范围内松散存在，提示病情较轻或接近恢复正常。

观手掌的颜色

正常人的手掌呈淡红色或粉红色，气色均匀，明润光泽。此种人大多性格较为爽朗，和颜悦色，遇事总是心平气和。若见掌色过深或过浅，甚至出现其他颜色，则多为异常之征兆。但必须先排除年龄、职业、精神因素的刺激以及掌部黑色素沉着等情况。

▶ 正常的手掌颜色

一般情况下，女性手掌的颜色相对较为浅淡，男性手掌颜色相对较为深浓。且由于女性皮肤较为娇嫩，又时常施用化妆品之类，故检查必须仔细分辨才能找出不同之处。

工作的性质不同，其手掌的颜色也常有不同。如工人、农民、机械操作者，手掌上大多见有手茧出现，其色泽也不尽相同，就不能认为是疾病所致，有的人全手掌各处都有老茧出现，一般也不能认为是疾病所致。

一个人所处的地理环境不同，其手掌的颜色也会有较大的差异。如在高原条件下工作、生活的人，其手掌的颜色常较淡；而在我国南方工作、生活的人，其手掌的颜色则较红。

季节、气候之不同，其手掌的颜色也会出现相应的变化。如春季其掌色一般偏青，夏季一般偏红，秋季一般偏白，冬季一般偏暗黑。

长期吸烟的人和手上佩戴金饰品过多的人，其手掌部颜色常呈黄色改变。

某些人由于患皮肤病，其整个手掌颜色常呈潮红色改变，虽然是病理性改变，却将反映其内脏病变的色泽掩盖在内，难以显露。

▶ 异常的手掌颜色

手掌的气色是五脏健康状况的外在表现，可以说手掌上所呈现的气色在一定意义上表达的疾病信息是辅助诊断疾病的有利佐证。

◇ 白色手掌

● 手掌色白，提示有寒证、气虚或者气郁。

● 若见整个手掌都呈白色，提示易患营养不良、贫血、瘀血、心脏病、高血压、痛风等病症。

● 若见掌面呈现局限性白色斑点，提示体内可能有慢性疼痛性炎症。

◇ 黑色手掌

● 掌色呈暗褐色改变，提示可能患有肾病。

● 若见掌色呈现全黑色，提示肝脏可能有问题。

● 若见掌色呈现黑褐色，提示可能患肠胃病。

● 若见手掌和手指全部被一层黑气覆盖，提示血脂过高，同时也说明运动较少，新陈代谢减慢，体内产物瘀滞而无法排出，易得疲劳症。

● 若见手掌呈纯黑色改变，提示可能患有恶性疾病，常见于恶性肿瘤放疗、化疗后。

● 恶性肿瘤后期患者见手掌指呈现黧黑改变，提示其毒素可能已经弥漫至四肢末梢，为晚期之征兆。

◇ 黄色手掌

● 手掌呈黄色，表示脾胃虚、阴阳失调。

● 手掌呈黄褐色，一般提示病程较长，是慢性疾病，久治不愈，代谢障碍。

● 手掌呈金黄色者，提示可能有肝脏疾患。

● 手掌黄中带咖啡色，多为肿瘤信号，注意反射部位的脏器病变。

● 手掌呈土黄色，多可能为癌症患者，经用"化疗"药后，到一定程度双侧掌指皆黑，说明毒素已弥漫四肢，为晚期邪毒侵淫。

◇ 红色手掌

● 手掌红色，为阳证、热证、炎症、出血。

● 浅红色表示疾病初起、发热。

● 浅红有白色外带光环在肾反射区者，提示可能患有肾结石。

● 手掌呈绛红色，提示可能是心火旺盛。

● 手掌呈暗（灰）红，提示可能患有慢性器质性疾病，多属阴虚、肾虚。

● 手掌呈鲜红、红里透出白点的，可能是冠状动脉硬化的前期体征。

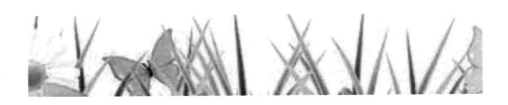

手掌红斑

手掌红斑是指手掌上有一些红白相间的小点，这是微循环瘀滞的表现。也有些患肝硬化的患者，因为肝功能减退，使血液中的雌激素增加，从而使周围的毛细血管扩张，也会使手掌上出现一些红白相间的斑点。一些肺结核、肿瘤等慢性消耗性疾病，或是长期卧床的患者、患系统性红斑狼疮、皮肌炎等长期使用激素者，手掌上会出现红斑。当然，也有个别人的手掌红斑是天生的，不是说只要手掌出现红斑就表示内脏出现了疾病，需要根据家族史和全身的状况进行鉴别。

观手掌的状态

▶ 手心潮湿

手心潮湿是指手心很容易出汗，同时并伴有足部多汗，这一症状多见于青年女性，多是由于自主神经功能失调所致。有些人因为精神压力大、生活不规律导致手心多汗。还有些人因为患有长期慢性疾病，没有任何外在的刺激手心就开始冒汗，这也是自主神经功能紊乱的表现，一些贫血患者也会出现手心多汗的现象。

手脚多汗者同时患消化性溃疡等疾病的可能性会大一些，所以这些人要避免精神紧张和剧烈运动。

● 温馨提示

平时可以在冷水中加一点醋进行清洗，这样做有收敛止汗的作用。平时还要注意勤换衣袜，保持手脚的空气流通。也可以多多按摩"多汗点"，握拳时无名指的指尖按住的部位就是"多汗点"，耐心地按压这一位置可以松弛神经，也可以止汗。要注意这种疗法需要较长的时间，不能心急。

▶ 阳溪穴搏动

阳溪穴搏动是此穴下方动脉内压力升高的表现，有些人有时候会觉得腹中有砰砰直跳的感觉，然后手腕上方也能感到跳动，其实是动脉搏动，腹内是腹主动脉搏动，手腕上方是拇指尺背侧动脉的搏动，它是阳溪穴处桡动脉的分支。

●温馨提示

　　阳溪穴位于手背的拇指侧，它所在的区域也被称为"高血压区"，可以反映高血压的初期症状，是一个非常重要的穴位，如果用手拍打阳溪穴局部感到剧痛时，这就表明血压已经很高了，要引起注意了。

▶ 手心皮肤异常

　　手心皮肤异常通常就是心包区和精心区异常，自主神经和心脏的问题通常会反应在这两个区域。手掌的正中称为心包区，这个区域与行经中指的心包经直接相关，如果心包区出现变色、硬块、条索或是温度异常的话就表明心脏或神经系统出现了问题，需要做进一步的检查。

●温馨提示

　　手掌上还有一个精心区，位于小指和无名指的指根处，手少阴心经会通过这一区域，当这一区域局部出现红斑、角化、粗糙、弹性不佳等状况时通常都说明心脏功能出现了问题。无论功能性还是器质性的问题都可以通过按摩心包区和精心区来进行缓解，尤其是出现心悸、气短等现象时按压这两个区域都会使症状得到缓解。

▶ 拇指根瘦弱

　　拇指根部指的就是拇指丘，拇指根瘦弱最明显的表现就是大鱼际干枯、无力、皮肤没有弹性。因为拇指根是肺经的循行路线，内侧则在大肠经的循行路线，又由于手足上下相呼应，还能反映脾经与肝经的功能，所以当拇指根部出现异常时，就是暗示呼吸和消化系统可能出现了问题。

●温馨提示

　　想要改善这些异常现象，可以反复刺激和强化一些经过此处的穴位，如少商穴，刺激少商穴可以使拇指根部的皮肤及软组织恢复正常，畅通局部的血液循环，还可以间接地强化呼吸系统和消化系统的功能。

▶▶ 中指和无名指之间的皮肤异常

如果中指与无名指间的皮肤变得肥厚、发硬，并且有暗红色的瘀斑片的话，这就是肝脏可能出现异常的信号。

● 温馨提示

建议指压位于手掌后方的健理三针区，可舒肝理气、健脾强胃，使内脏的微循环和神经功能恢复正常。除了指压外，还可以用刷子、牙签等工具进行刺激。

▶▶ 耳、咽区红斑

耳、咽区位于中指根部的掌侧面，耳、咽区红斑是指在耳、咽区出现一些充血性的斑片，这是耳及咽部炎症的表现。

● 温馨提示

这一区域对预防小儿中耳炎非常有效，除了药物治疗外，还可以反复揉压耳咽区，注意用力不宜过大，也可以用香烟灸6～10次，经过2～3天后这一区域的血斑就会逐渐消退。

▶▶ 小指根部的变化

心经和小肠经这两条经络会经过小指，而且这两者都会经过小指根部，所以小指根部会反映心脏、小肠，乃至与之相表里、经相联系的子宫、性腺、睾丸、肾脏、膀胱等器官的功能。小指根部瘀血表明上述器官的功能失调。

● 温馨提示

想要使小指根部的血液循环保持畅通，强化机体的各脏器功能，可指压小指末端的少冲穴和少泽穴，如果再加上位于无名指末端的关冲穴效果会更好。

观手茧

手掌出现掌茧，如果这种茧并不是因为工作、劳动经常摩擦所致，就是病茧。病茧生长部位反映了该部位内脏功能出了障碍，可参照手部穴位，经常按摩相关的长病茧手指的手三阳、手三阴经脉的不同井穴，即可调整。

观掌纹

　　每个人双掌都有纹线，各种纹线长短不一，走向、形态也不尽相同。每个人的掌纹都不一样，而且也分别从不同角度反映人的健康情况，所以有人说掌纹宛如人体的窗口，透过它可清晰地观察出人体内脏情况。掌纹是随着人体健康状况的不断变化而不断改变的，不是静止不变的。而且，可以通过掌纹的异常变化来诊断疾病。

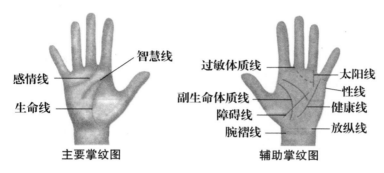

主要掌纹图　　　　　　　　　　辅助掌纹图

　　人的手掌纹有4条主线，若干条辅助线。

▶ 生命线

　　生命线是手掌诊病的重要纹线，它的状态、走向和人体健康息息相关。标准生命线走向是起于拇指根线与食指根线的中点，沿着金星丘朝手腕方向前进的线，终点以不到达手腕线为正常。该线以深长、明晰、颜色红润、杂纹少为正常。

　　一般来说，生命线长、粗、深、纹路不乱的人，身体健康状态较好，精力较充沛；生命线纤细、短浅、纹路散乱的人，体质比较柔弱，缺少活力。

　　生命线的变化主要是反映呼吸系统、消化系统功能的强弱。这是因为此线起止与所经过的部位、对应手诊的脏腑分布，正好是呼吸系统和消化系统大部分器官对应的位置，所以观察手掌上生命线的变化，可以知晓身体呼吸系统、消化系统功能的强弱。

◆ 观长短

在日常生活中，我们主要是通过观察生命线的长度和走向，来判断消化系统功能强弱的。如果生命线过长，延伸到食指下方，或是生命线长而末端分叉，一支延伸到食指下方，一支延伸到食指与中指间、指缝处，均提示消化系统功能较弱，身体的消化吸收出现异常。而对于呼吸系统能力的强弱，则主要是通过观察生命线上的杂纹来判断的。

◆ 观纹路

生命线上出现链锁状纹 整条生命线均呈链锁状，提示体弱多病；生命线上端出现链锁状，提示青少年时期身体不佳；生命线下端出现链锁状，提示中老年期健康不佳（见图①）。

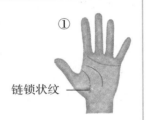

①

链锁状纹

生命线上出现许多横断纹 如双手生命线在同一地方出现横断纹，揭示体内患有严重病变；生命线出现横断纹处如出现杂纹，是将突发重病的报警信号（见图②）。

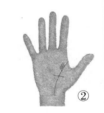

②

生命线上出现岛纹 单个岛纹提示易发生出血性疾病、外伤或将动外科手术；上、中部出现连续岛纹，提示有胃或十二指肠溃疡。如岛纹是黑褐色，提示溃疡已恶变；生命线起点出现淡褐色岛纹，揭示呼吸系出了毛病。生命线下端出现岛纹，提示患有前列腺病或子宫病（见图③）。

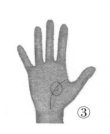

③

生命线下端出现羽毛状纹 生命线与性激素分泌水平相关，提示七情郁滞，体能衰弱，在女性易患不孕症（见图④）。

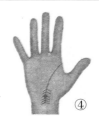

④

生命线下端出现单边毛状线 即箭尾羽毛状线出现在一侧，提示身体虚弱，容易劳累（见图⑤）。

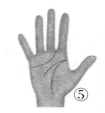

⑤

生命线上出现斑点和杂色 生命线上出现红色小斑点，提示患有热性病；生命线上出现绿色小斑点，提示患有肺炎；生命线上出现黑色小斑点，提示消化道出了问题；生命线呈现青色或白色时，提示体力较差，有贫血或瘀血现象。单纯青色还提示消化、吸收、营养很不正常；生命线上出现紫色，提示病毒已侵到血液，或感染了梅毒疾患；生命线呈现出过分艳丽的绛赤色，则为肝火旺盛，功能亢进的象征（见图⑥）。

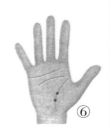

⑥

生命线上出现十字纹 生命线上任何一段，若出现十字纹紧紧依附生命线旁，多提示机体抵抗力较差，随时可发生疾病。如果生命线末端以十字纹终结者，其预后多不良（见图⑦）。

⑦

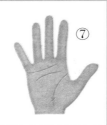

◆ **10种异常生命线**

● 生命线的尾端是判断健康状况的重要依据。正常的生命线末端变细，渐渐消失；如末端像刀切一般，突然中断，这是危险的信号，提示会因脑卒中等突发疾病而危及生命。这类人生命线尾端粗而深，平时健康情况大都良好，但千万不要过度相信自己的身体，因为脑卒中是会突然降临的。

● 生命线上部到中部出现褐黑色的岛纹时，提示可能患了胃癌。许多通过手纹验病的人，发现这种岛纹后又去接受现代医学检查，其中多数证实已患有严重胃溃疡或初期胃癌。

● 生命线起点在食指下方出现连续的岛纹，在健康线起点出现淡褐色的岛纹，各指指甲均呈鼓槌状，说明是患了严重的呼吸道疾病，极有可能是呼吸道肿瘤。

● 生命线在行走中途突然中断，中断的生命线端内侧又上翘成勾状，这是将患绝症的警告。如双手生命线都在同一部位出现这种走行现象，则表示有可能染患致命的疾病。

● 生命线下部分出的支线上如出现岛纹，健康线的尾端也出现岛纹，提示发生生殖系统癌症的可能性极大。

● 生命线非常短，且以斑点或黑点结束。这种人尽管平日冲力十足，相当活跃，但很可能因突然发生的病而猝死。

● 生命线短，尾端以X纹结束的人，极可能因急病而丧命。

● 生命线在中途断裂不是好预兆，这预示很可能在某个特定的年龄期染重病。如果中断部分的上、下两端被方角纹圈在一起，这一方角纹衔接了生命线中断处，有这种衔接角纹的人，虽患重病，且命在旦夕，但一般能保住性命。

● 生命线中断处被一条横纹挡住，或有横纹切过生命线，是将发生急病的信号。

▶ 智慧线

智慧线表示人的才能、性格的特征，故与大脑和神经系统密切相关，它所提示的疾病偏重于神经、精神、五官、智能等方面。

智慧线主要反映神经、精神及心血管系统方面的健康状况。生活中凡具备标准型智慧线的人，多身体健康，思维敏捷，充满活力，心情愉快。

● 正常的智慧线起于手掌桡侧，从食指掌指褶纹与拇指掌指褶纹内侧连线约1/2处，以抛物线状延伸至无名指中线。该线以微粗、明晰、不断、无毛边、颜色红润、走向成一个轻微的弧度为正常（见图⑧）。

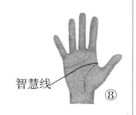

智慧线　　⑧

◇ 观长短

● 若是智慧线深长，延伸到小鱼际，具有这类掌纹的人，平时精神集中，常高度紧张，不容易放松，所以会经常性地出现抑郁情绪。同时，预示该人可能患五官疾病。如结膜炎、假性近视、色盲、中耳炎、鼻炎等症。

● 智慧线太长，超过无名指下中心点，提示该人精神不好，常常会做出越轨的事；若见智慧线平直而短，具有这类掌纹的人，平常多情绪急躁，易冲动，容易患有心脑血管疾病，如脑出血、脑瘤、心脏病等症（见图⑨）。

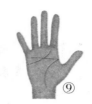

◆ **现走行**

● 智慧线在中途断裂，是脑、神经系统失常的信号，因发高烧使脑功能受损、患有严重神经衰弱的人都会在智慧线上出现这种手纹。出现智慧线断裂的人应当多和社会接触，找朋友谈谈心，减轻心中的郁闷，尽早求得心理平衡，以避免患上严重的精神类疾病。

● 智慧线末端分叉，具有这类掌纹的人，多提示近期休息不好，神经衰弱，长期下去可能会出现心血管疾病（见图⑩）。

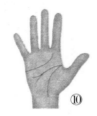

● 智慧线出现断断续续的状况，提示此人因心理紧张而致神经衰弱，易患失眠头痛等症，或为脑震荡后遗症；平时妄想症较深，精神支柱相当脆弱，发展下去就是妄想型精神病的预兆，应及早反省自己的情绪和神态（见图⑪）。

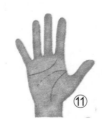

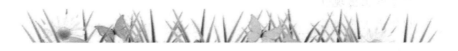

✧ 观纹路

● 智慧线行走呈波浪状纹，提示该人已患精神类疾病，常表现为思维混乱，注意力不集中（见图⑫）。

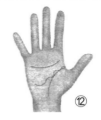

● 智慧线行走呈大弧度下甩，末端与生命线相交，提示该人性情怯懦，而且常常陷于困惑忧郁状态中无法自拔，易患抑郁症。

● 智慧线上出现明显的十字纹时，提示该人易心慌心悸，正气不足，胆气怯懦，易出现惊恐不安等症。

● 智慧线上纹线非常复杂、出现多处横跨的障碍线，提示该人多神经质（见图⑬）。

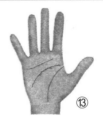

● 智慧线呈现一连串链锁状纹，揭示该人大脑神经不健全（见图⑭）。

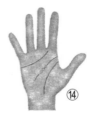

✧ 观颜色

● 智慧线上出现赤红颜色，提示易患高血压，而且有脑出血倾向。
● 智慧线上出现青白颜色，提示气血不足。
● 智慧线上出现苍白色且有黑点，提示易患脑血管疾病。

▶ 感情线

感情线又称心脏线，它与心脏关系最为密切，能清楚地反映出以心脏为主的循环系统运行状况。

感情线和生命线、智慧线一样，也以纹路清晰深刻、头尾连带无间断为佳，正常感情线起于小指下面掌缘，逐渐向掌心延伸、在食指与中指下部消失。感情线的长度要合适。其标准是，从中指中点朝下投一直线，感情线如恰好止于与引线的交点处属最佳标准。

◇ 观长短

● 感情线短于标准的人，循环系统可能有问题，一般患有各种先天性心脏疾病，心脏如有其他病变的人，感情线均较短。

● 感情线长于标准，延伸到食指和中指之间，则提示该人心脏强健有力；如感情线超长，一直达到食指下方，则又是坏的预兆了，提示该人应警惕高血压病（见图⑮）。

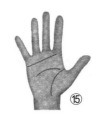
⑮

◇ 观走行

● 感情线在中指或无名指下方发生断裂现象，而且断裂口较大者，提示该人易患循环系统或呼吸系统疾病（见图⑯）。

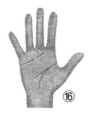
⑯

● 感情线在小指的下方发生断裂现象，而且断裂口距离稍远，提示该人易患肝胆方面疾病。

● 感情线在运行中发生多处寸断现象，提示该人心脑血管均有病变。

● 感情线在无名指下方位置被两条短直而粗重的立线切过时，提示该人可能患有高血压病。另外，患有右心室肥大的患者亦有此线。

● 感情线在运行中被多条短主线切过时，提示该人身体状况较差，要警惕心脏和肝脏方面的疾病。

● 感情线曲折，提示生活不安定，体力消耗严重；感情线呈梯形小线，提示身体状况恶劣，易患重病。

◇ 观纹路

● 感情线在中指根下出现岛纹，不仅提示该人患有心脏病，而且极有可能出现心肌梗死（见图⑰）。

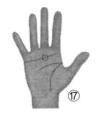

⑰

● 感情线在无名指下方出现岛纹。由于无名指是用于判断神经系统（包括视觉中枢神经）的健康状况，感情线如果在无名指下方出现岛纹则提示该人要患眼疾。

● 感情线呈链锁状或波浪状，提示该人容易患心脑血管疾病，应提早进行防治（见图⑱）。

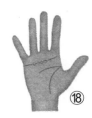

⑱

● 感情线下端出现许多羽毛状虚线，提示该人心脑血管可能已有病变。

● 感情线在其他部位出现岛纹。提示该人已有视神经病变，血管系统方面要警惕静脉瘤。

◇ 观颜色

● 感情线上出现黑点，提示该人心脏功能较差、心律失常。

● 感情线呈赤红色，手掌皮肤较干燥，揭示该人易患高血压、脑血管病变。

● 感情线呈灰色而干枯，提示该人肝脏可能已发生病变。

▶ 健康线

● 健康线在手掌上位置：起于感情线下方小指和无名指中间附近，由此出发在月丘底部向生命线下方斜伸。它的存在恰恰说明人体不健康，因此健康线并非人人都有，身体健康的人很少出现健康线。健康线主要反映体质的强弱和疾病的发生、发展情况。此线为人体健康状况的灯塔，身体健康的人一般很少有健康线，只有在身体状况变差时，才会出现健康线。健康线越清晰、越长、越深，健康状况则越差。因此，健康线是体查身体的晴雨表。

◇ 观长短

● 健康线呈一条短深的线，并切过感情线、智慧线当中，提示该人可能已出现脑力劳动过度的预兆。

● 健康线末端接触生命线，说明可能已有心血管病。如健康线末端穿透生命线，说明该人心脏功能较差（见图⑲）。

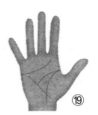

⑲

◇ **观走行**

● 健康线断断续续，提示消化系统紊乱（见图⑳）。

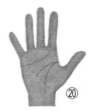

⑳

● 女性健康线向月丘下部或金星丘下部延伸，并在该处中断，说明该人可能患有寒症。

● 健康线起点不在感情线下方小指和无名指中间附近，而是在手掌边缘并形成众多的乱纹时，属于起点紊乱，提示该人可能因为生活不规律而损伤了体力。

● 健康线走向呈蛇形状，提示该人患有消化系统方面的疾病。

◇ **观纹路**

● 健康线上出现暗褐色岛纹，提示该人可能已患有癌症，要引起注意。

● 健康线上有许多岛纹并形成链状时，提示该人呼吸系疾病可能比较严重。

● 健康线与智慧线交叉点出现岛纹，可能是神经官能症的预兆。

◇ **观颜色**

● 健康线上出现红色或黑色斑点，提示该人可能暴发急性病。

● 健康线呈蓝黑色，是凶兆，提示该人可能会发生严重的循环系统疾病，应立即就医。

第三章

手部按摩的穴位和反射区

第一节
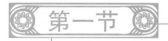
手部6条经络及其腧穴

尺泽

▶ **准确定位**：在肘横纹中，肱二头肌腱桡侧凹陷处。取穴时可采取正坐、仰掌微曲肘的姿势。

▶ **主治病症**：呼吸系统疾病：肺结核、咯血、肺炎、支气管炎、支气管哮喘、哮喘潮热、咽喉肿痛；运动系统疾病：肘关节病、脑血管病后遗症、前臂痉挛；精神神经系统疾病：肩胛神经痛、精神病、小儿抽搐；其他：膀胱括约肌麻痹（小便失禁）、感冒、心悸。

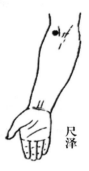
尺泽

▶ **穴位配伍**：配太渊穴、经渠穴治咳嗽、气喘；配孔最穴治咯血、潮热；配曲池穴治肘臂挛痛。

孔最

▶ **准确定位**：在前臂掌面桡侧，尺泽与太渊连线上，腕横纹上7寸处。

▶ **主治病症**：呼吸系统疾病：咳嗽、气喘、肺结核咯血、咽喉肿痛、扁桃体炎、支气管炎、支气管哮喘；运动系统疾病：肘臂痛、手关节痛；其他：痔疮。

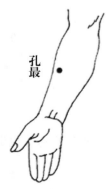
孔最

▶ **穴位配伍**：配肺俞穴、尺泽穴治咳嗽、气喘；配鱼际穴治咯血。

列缺

▶ **准确定位**：在前臂桡侧缘，桡骨茎突上方，腕横纹上1.5寸处。当肱桡肌与拇长展肌腱之间。

▶ **主治病症**：呼吸系统疾病：伤风、咳嗽、感冒、哮喘；精神神经系统疾病：偏正头痛、项强、面神经痉挛、面神经麻痹、三叉神经痛；运动系统疾病：颈椎病、脑血管后遗症、腕关节周围软组织疾患；其他：遗精、牙痛、口眼斜歪、高血压等。

▶ **穴位配伍**：配合谷穴可治伤风头痛；配肺俞穴治咳嗽气喘。

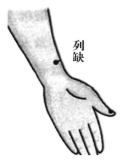

经渠

▶ **准确定位**：在前臂掌面桡侧，桡骨茎突与桡动脉之间凹陷处，腕横纹上1寸。

▶ **主治病症**：呼吸系统疾病：气管炎、支气管哮喘、肺炎、咽喉肿痛、扁桃体炎、发热、胸痛；精神神经系统疾病：膈肌痉挛、食道痉挛、手腕痛、桡神经痛或麻痹。

▶ **穴位配伍**：配肺俞穴、尺泽穴治咳嗽。

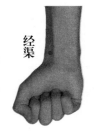

太渊

▶ **准确定位**：在腕掌侧横纹桡侧，桡动脉搏动处。

▶ **主治病症**：呼吸系统疾病：咳嗽、气喘、咯血、胸痛、咽喉肿痛、扁桃体炎、肺炎；循环系统疾病：心动过速、无脉症、脉管炎；其他：肋间神经痛、桡腕关节及周围软组织疾患、腕臂痛、膈肌痉挛。

▶ **穴位配伍**：配尺泽穴、鱼际穴、肺俞穴治咳嗽、咯血、胸痛；配人迎穴治无脉证。

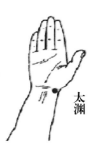

鱼际

▶ **准确定位**：在手拇指本节（第1掌指并节）后凹陷处，约当第1掌骨中点桡侧，赤白肉际处。本穴经水一方面循肺经流向少商穴，一方面气化上行天部。

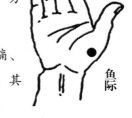
鱼际

▶ **主治病症**：呼吸系统疾病：咳嗽、咯血、咽喉肿痛、感冒、扁桃体炎、失音、发热、支气管炎、支气管哮喘；其他：多汗症、鼻出血、乳腺炎、小儿疳积、手指肿痛等。

▶ **穴位配伍**：配孔最穴、尺泽穴治咳嗽、咯血；配少商穴治咽喉肿痛。

少商

▶ **准确定位**：在手拇指末节桡侧，距指甲角0.1寸（指寸）处。

▶ **主治病症**：呼吸系统疾病：扁桃体炎、咽喉肿痛、咳嗽、腮腺炎、感冒、支气管炎、鼻出血、发热、肺炎、咯血；精神神经系统疾病：休克、癫狂、精神分裂症、癔症、失眠；消化系统疾病：食道狭窄、黄疸；五官科系统疾病：齿龈出血、舌下肿瘤、口颊炎；其他：脑出血、盗汗、小儿惊风、手指挛痛。

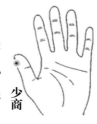
少商

▶ **穴位配伍**：三棱针点刺出血，配合谷穴治咽喉肿痛；配中冲穴治昏迷、发热。

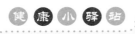

梅花针护手

取梅花针轻叩手背部皮肤，由指尖沿着手指直线向手腕处叩击，每日1次。手法不宜太重，每次叩击以手背皮肤达到温热即可，叩完后最好涂擦润手膏。此法可润滑防皱、活络行血。

曲泽

▶ 准确定位：在肘横纹中，当肱二头肌腱的尺侧缘。

▶ 主治病症：循环系统疾病：善惊、心悸、心绞痛、风湿性心脏病、心肌炎；消化系统疾病：胃疼、呕吐、急性胃肠炎；呼吸系统疾病：热病、烦躁、支气管炎、咳嗽；其他：中暑、转筋、肘臂痛、上肢颤动、小儿舞蹈病等。

▶ 穴位配位：配大陵穴、心俞穴、厥阴俞穴治心悸、心痛；配神门穴、鱼际穴治呕血；配内关穴、大陵穴治心胸痛；配少商穴、尺泽穴、曲池穴治疗肘臂挛急、肩臂痛。

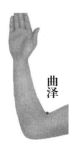

郄门

▶ 准确定位：在前臂掌侧，曲泽与大陵的连线上，腕横纹上5寸。

▶ 主治病症：循环系统疾病：心烦、心绞痛、心悸、胸痛、心肌炎、风湿性心脏病；精神神经系统疾病：膈肌痉挛、癔症、癫狂、精神病；呼吸系统疾病：咯血、呕血、鼻出血；其他：乳腺炎、胸膜炎、疔疮、胃出血等。

▶ 穴位配伍：配大陵穴止咯血；配曲泽穴、大陵穴治心痛；配梁丘穴、足三里穴、太冲穴治神经性呕吐；配内关穴治急性缺血性心肌损伤。

间使

▶ 准确定位：在前臂掌侧，当曲泽与大陵的连线上，腕横纹上3寸，掌长肌腱与桡侧腕屈肌腱之间。

▶ 主治病症：循环系统疾病：风湿性心脏病、心绞痛、心肌炎、心脏内外膜炎；精神神经系统疾病：癫痫、癔症、精神分裂症、脑血管病后遗症；消化系统疾病：胃痛、呕吐、烦躁、胃炎；其他：感冒、咽喉炎、热病、疟疾、荨麻疹、腋肿、肘挛、臂痛、子宫内膜炎等。

▶ 穴们配伍：配支沟穴治疟疾；配尺泽穴治反胃、呕吐、呃逆；配水沟穴、太冲穴治癔症；配腰奇穴治癫痫。

内关

▶ **准确定位：** 在前臂掌侧，当曲泽与大陵的连线上，腕横纹上2寸，掌长肌腱与桡侧腕屈肌腱之间。

▶ **主治病症：** 循环系统疾病：风湿性心脏病、心绞痛、心肌炎、心内膜炎、心外膜炎、心动过速、心动过缓、心律不齐、血管闭阻性脉管炎、无脉症、高血压；消化系统疾病：胃炎、胃痉挛、肠炎、痢疾、急性胆道疾患；精神神经系统疾病：郁证、癫痫、癔症、失眠、血管性头痛、多发性神经炎、脑血管病后遗症以及手术疼痛、膈肌痉挛、休克；其他：甲状腺功能亢进、哮喘、疟疾、热病、产后血晕、肘臂挛痛。

▶ **穴位配伍：** 配公孙穴治肚痛；配膈俞穴治胸满胁肿；配中脘穴、足三里穴治胃脘痛、呕吐、呃逆；配外关穴、曲池穴治上肢不遂、手震颤；配患侧悬厘穴治偏头痛；配建里穴除胸闷。

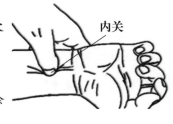

内关

大陵

▶ **准确定位：** 在腕掌横纹的中点处，位于掌长肌腱与桡侧腕屈肌腱之间。经常按揉大陵穴有宁心安神、和营通络、宽胸和胃的作用。

▶ **主治病症：** 循环系统疾病：心肌炎、心内外膜炎、心动过速；精神神经系统疾病：神经衰弱、失眠、癫痫、精神分裂症、肋间神经痛；消化系统疾病：胃痛、呕吐、胃炎、胃出血；运动系统疾病：腕关节及周围软组织疾患、胸胁痛、足跟痛；其他：咽炎、腋淋巴腺炎、疥癣。

▶ **穴位配伍：** 配劳宫穴治心绞痛、失眠；配外关穴、支沟穴治腹痛、便秘；配水沟穴、间使穴、心俞穴、丰隆穴治癫痫、惊悸。

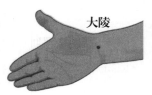

大陵

劳宫

▶ **准确定位**：在手掌心，当第2、3掌骨之间偏于第3掌骨，握拳屈指时中指尖处。经常按压手心的劳宫穴，有强壮心脏的作用，时间可以自由掌握。

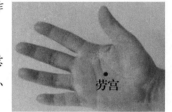
劳宫

▶ **主治病症**：精神神经系统疾病：脑血管意外、昏迷、癫狂、痫证、癔症、精神病、小儿惊厥、吞咽困难；消化系统疾病：黄疸、口臭、食欲不振、口疮；五官科系统疾病：口腔炎、齿龈炎、鹅掌风；其他：手癣、手指麻木、中暑、高血压等。

▶ **穴位配伍**：配后溪穴治三消、黄疸；配涌泉穴治五般痫。

中冲

▶ **准确定位**：位于手中指末节尖端中央部位。

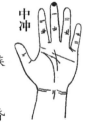
中冲

▶ **主治病症**：精神神经系统疾病：脑卒中昏迷、舌强不语、休克、脑出血、中暑、癔症、癫痫、小儿惊风；循环系统疾病：高血压、心绞痛；其他：舌炎、结膜炎、中暑等。

▶ **穴位配伍**：配内关穴、水沟穴治小儿惊风、中暑、中风昏迷等；配金津穴、玉液穴、廉身穴治舌强不语、舌本肿痛；配商阳穴治耳聋时不闻音。

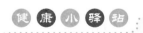

中冲穴名字的由来及生理解剖

中冲穴是指体内心包经的高热之气由此冲出体表。高热之气外出体表时是冲射之状，故名中冲。此穴下为皮肤、皮下组织、指腱鞘及鞘内指深屈肌腱、末节指骨粗隆。该部位神经末梢非常丰富，触觉特别灵敏，可以辨别物体的质地和形态。

少海

▶ **准确定位**：屈肘，在横纹内侧端与肱骨内上髁连线的中点处。

▶ **主治病症**：精神神经系统疾病：神经衰弱、精神分裂症、头痛、眩晕、三叉神经痛、肋间神经痛、尺神经炎；呼吸系统疾病：肺结核、胸膜炎；运动系统疾病：落枕、前臂麻木及肘关节周围软组织疾患、腋胁痛、下肢痿痹；其他：心绞痛、淋巴结炎、疔疮。

▶ **穴位配伍**：配曲池穴治肘臂挛痛。

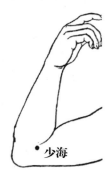

通里

▶ **准确定位**：在前臂掌侧，当尺侧腕屈肌腱的桡侧缘，腕横纹上1寸。

▶ **主治病症**：精神神经系统疾病：头痛、眩晕、神经衰弱、癔症性失语、精神分裂症；循环系统疾病：心悸、怔忡、心绞痛、心动过缓；呼吸系统疾病：扁桃腺炎、咳嗽、哮喘；其他：胃出血、腕臂痛、子宫内膜炎。本穴出现压痛、结节等阳性反应，可作为心动过缓的定性诊断。

▶ **穴位配伍**：配廉泉穴、哑门穴治不语。

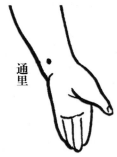

灵道

▶ **准确定位**：在前臂掌侧，当尺侧腕屈肌腱的桡侧缘，腕横纹上1.5寸。

▶ **主治病症**：循环系统疾病：心内膜炎、心绞痛；精神神经系统疾病：癔症、失眠、精神分裂症、失语、肘关节神经麻痹或疼痛；其他：急性舌骨肌麻痹或萎缩、暴喑、肘臂挛痛。

▶ **穴位配伍**：配心俞穴治心痛。

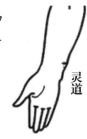

阴郄

▶ **准确定位**：在前臂掌侧，当尺侧腕屈肌腱的桡侧缘，腕横纹上0.5寸。

▶ **主治病症**：精神神经系统疾病：神经衰弱、癫痫；五官科系统疾病：鼻出血、急性舌骨肌麻痹；其他：胃出血、吐血、心绞痛、肺结核、子宫内膜炎。

▶ **穴位配伍**：配心俞穴、巨阙穴治心痛；配大椎穴治阴虚盗汗。

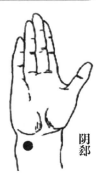

神门

▶ **准确定位**：在腕部，腕掌侧横纹尺侧端，尺侧腕屈肌腱的桡侧凹陷处。

▶ **主治病症**：循环系统疾病：心烦、惊悸、怔忡、心悸、心脏肥大、心绞痛；精神神经系统疾病：神经衰弱、癔症、癫痫、精神病、痴呆；五官科系统疾病：舌骨肌麻痹、鼻内膜炎；其他：产后失血、淋巴腺炎、胸胁痛、扁桃体炎。

▶ **穴位配伍**：配内关穴、心俞穴治心痛；配内关穴、三阴交穴治健忘、失眠。

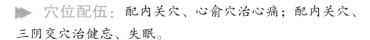

少冲

▶ **准确定位**：在手小指末节桡侧，距指甲根0.1寸。

▶ **主治病症**：精神神经系统疾病：休克、小儿惊厥、癫痫、癔症、肋间神经痛；循环系统疾病：脑出血、心肌炎、心绞痛；其他：胸膜炎、高热、喉炎。

▶ **穴位配伍**：配太冲穴、中冲穴、大椎穴治热病、昏迷。

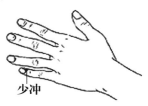

少府

▶ **准确定位：** 在手掌面，第4、5掌骨之间，握拳时，在小指尖处即是。

▶ **主治病症：** 循环系统疾病：冠心病、心绞痛、心律不齐；精神神经系统疾病：癔症、肋间神经痛、臂神经痛；泌尿生殖系统疾病：遗尿、尿潴留；妇产科系统疾病：阴道及阴部瘙痒症等。

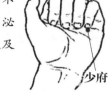

▶ **穴位配伍：** 配内关穴治心悸。

商阳

▶ **准确定位：** 在手食指末节桡侧，距指甲根角0.1寸。

▶ **主治病症：** 五官科系统疾病：颌肿、青盲、牙痛、咽炎、耳聋、齿痛、喉炎，腮腺炎；其他：咽喉肿痛、脑出血、高热、手指麻木、热病、昏迷、扁桃体炎。

▶ **穴位配伍：** 配少商穴点刺出血治热病、昏迷。

二间

▶ **准确定位：** 微握拳，在手食指本节（第2掌指关节）前，桡侧凹陷处即为该穴。

▶ **主治病症：** 五官科系统疾病：目昏、齿痛、口歪、咽喉肿痛、咽炎、喉炎、牙痛、鼻出血、麦粒肿；其他：扁桃体炎、热病、肩周炎。

▶ **穴位配伍：** 配合谷穴治齿痛。

三间

▶ **准确定位：** 微握拳，在手食指本节（第2掌指关节）后，桡侧凹陷处。

▶ **主治病症：** 五官科系统疾病：牙痛、咽喉肿痛、眼痛、急性结膜炎、青光眼；其他：三叉神经痛、腹胀、扁桃体炎、肠泻、手指关节肿痛、肩关节周围炎。

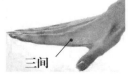

▶ **穴位配伍：** 配攒竹穴治目疾。

合谷

▶ **准确定位：**在手背，第1、2掌骨间，当第2掌骨桡侧的中点处。

▶ **主治病症：**为头颈部外科手术针刺麻醉的主要穴位。呼吸系统疾病：感冒、头痛、咽炎、扁桃体炎、疟腮、咽喉肿痛；五官科系统疾病：鼻炎、牙痛、耳聋、耳鸣、青春痘、眼睛疲劳、口眼歪斜、打嗝、头痛、目赤肿痛、鼻出血、牙关紧闭；精神神经系统疾病：三叉神经痛、面肌痉挛、面神经麻痹、癔症、癫痫、精神病、脑卒中偏瘫、小儿惊厥；运动系统疾病：腰扭伤、落枕、腕关节痛；妇产科系统疾病：痛经、闭经、滞产、催产；其他：呃逆、赘疣、热病无汗、多汗、腹痛、便秘。

合谷

▶ **穴位配伍：**配太阳穴、丝竹空穴治头痛；配太冲穴、四白穴治目赤肿痛；配迎香穴治鼻疾；配少商穴治咽喉肿痛；配三阴交穴治经闭、滞产；配地仓穴、颊车穴治眼歪斜。

阳溪

▶ **准确定位：**在腕背横纹桡侧，手拇指上翘起时，当拇短伸肌腱与拇长伸肌腱之间的凹陷中。

▶ **主治病症：**五官科系统疾病：鼻炎、耳聋、头痛、目赤肿痛、耳鸣、结膜炎、角膜炎、齿痛、咽喉肿痛；精神神经系统疾病：面神经麻痹、癫痫、精神病；其他：手腕痛、腕关节及周围软组织疾病、扁桃体炎等。

▶ **穴位配伍：**配合谷穴治头痛。

阳溪

温溜

▶ **准确定位**：屈肘，在前臂背面桡侧，当阳溪与曲池的连线上，腕横纹上5寸。

▶ **主治病症**：五官科系统疾病：口腔炎、舌炎、腮腺炎；其他：扁桃体炎、面神经麻痹、痉挛、前臂疼痛。本穴在消化道溃疡穿孔时常出现压痛，与他穴配合可做出进一步诊断。

▶ **穴位配伍**：配厥阴俞穴、内庭穴治牙痛。

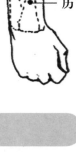

温溜

偏历

▶ **准确定位**：屈肘，在前臂背面桡侧，当阳溪与曲池连线上，腕横纹上3寸。

▶ **主治病症**：五官科系统疾病：鼻出血、结膜炎、耳聋、耳鸣、牙痛；其他：喉痛、手臂酸痛、水肿、面神经麻痹、扁桃体炎、前臂神经疼。

▶ **穴位配伍**：配曲池穴治手臂疼痛。

偏历

下廉

▶ **准确定位**：在前臂背面桡侧，当阳溪与曲池连线上，肘横纹下4寸。

▶ **主治病症**：运动系统疾病：网球肘、肘关节炎；消化系统疾病：腹痛、肠鸣亢进；其他：头痛、面肿、咽喉肿痛、疔疮、肩背酸痛发麻、急性脑血管病。

▶ **穴位配伍**：配合谷穴治头痛。

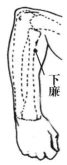

下廉

曲池

▶ **准确定位**：在肘横纹外侧端，屈肘，当尺泽与肱骨外上髁连线中点处。曲池意指本穴的气血物质为地部之上的湿浊之气。本穴物质为手三里穴降地之雨气化而来，位处地之上部，性温湿浊滞重，有如雾露，为隐秘之水，故名曲池。

▶ **主治病症**：运动系统疾病：急性脑血管病后遗症、肩周炎；呼吸系统疾病：流行性感冒、肺炎，咽喉肿痛、扁桃体炎；五官科系统疾病：目赤痛、咽喉炎、牙痛、麦粒肿、甲状腺肿大；其他：癫狂、瘰疬、瘾疹、热病、上肢不遂、手臂肿痛、腹痛吐泻、乳腺炎、高血压、皮肤病、过敏性疾病。

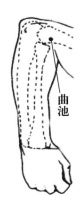

▶ **穴位配伍**：配血海穴、足三里穴治瘾疹；配手三里穴治上肢不遂；配太冲穴、大椎穴治高血压。

手三里

▶ **准确定位**：在前臂背面桡侧，当阳溪与曲池连线上，肘横纹下2寸。本穴物质由上廉穴传来，上廉穴的水湿云气化雨而降，在该穴处覆盖的范围如三里之广，故名手三里。

▶ **主治病症**：运动系统疾病：腰痛、肩臂痛、上肢麻痹、上肢不遂、半身不遂；消化系统疾病：溃疡病、肠炎、腹痛、腹泻、消化不良；五官科系统疾病：颊肿、牙痛、口腔炎；其他：颈淋巴结核、面神经麻痹、感冒、乳腺炎。弹拨手三里穴对消除针刺不当引起的不适感有效。

▶ **穴位配伍**：配曲池穴治上肢不遂。

上廉

▶ **准确定位：** 在前臂背面桡侧，当阳溪与曲池连线上，肘横纹下3寸。

▶ **主治病症：** 运动系统疾病：肩周炎、网球肘、半身不遂、脑血管病后遗症；其他：肠鸣、腹痛、头痛、肩膊酸痛、手臂麻木。

▶ **穴位配伍：** 配合谷穴、上巨虚穴清肠胃。

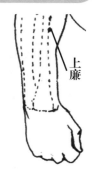

上廉

关冲

▶ **准确定位：** 在手无名指末节尺侧，距指甲根角0.1寸处。

▶ **主治病症：** 五官科系统疾病：头痛、喉炎、目赤、耳聋、耳鸣、喉痹、舌强、结膜炎、角膜白斑等症；其他：脑血管病、热病、小儿消化不良、心烦等。为急救穴之一。

▶ **穴位配伍：** 配内关穴、水沟穴治中暑、昏厥。

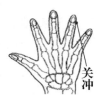

关冲

液门

▶ **准确定位：** 在手背部，第4、5指间赤白肉际处。

▶ **主治病症：** 五官科系统疾病：头痛、咽喉炎、耳疾、目赤、耳痛、耳鸣、耳聋、喉痹、齿龈炎、角膜白斑等；其他：疟疾、前臂肌痉挛或疼痛、手背痛、颈椎病、肩关节周围炎、精神疾患等。

▶ **穴位配伍：** 配鱼际穴治喉痛。

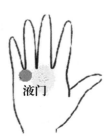

液门

中渚

▶ **准确定位：** 在手背第4、5掌指关节后方凹陷中，液门穴直上1寸处。

▶ **主治病症：** 五官科系统疾病：目眩、目痛、神经性耳聋、聋哑症、头痛、头晕、角膜白斑、喉痹；运动系统疾病：肩背部筋膜炎等劳损性疾病、肩背肘臂痛、手指不能屈伸、脊臂痛、肋间神经痛、肘腕关节炎等；其他：疟疾、热病。

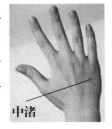

中渚

▶ **穴位配伍：** 配角孙穴治耳鸣；配太白穴治大便难；配支沟穴、内庭穴治咽喉痛等病症。

阳池

▶ **准确定位：** 在腕背部横纹中，指伸肌腱的尺侧凹陷处。

▶ **主治病症：** 五官科系统疾病：消渴、口干、耳聋、目红肿痛、喉痹；运动系统疾病：腕痛、手腕部损伤、前臂及肘部疼痛、颈肩部疼痛；其他：流行性感冒、风湿病、疟疾、糖尿病等。

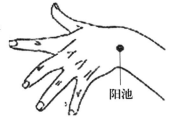

阳池

▶ **穴位配伍：** 配合谷穴、尺泽穴、曲池穴、中渚穴治手臂拘挛。

三阳络

▶ **准确定位：** 在前臂背侧，手背腕横纹上4寸，尺骨与桡骨之间。

▶ **主治病症：** 为肺切除手术针麻常用穴之一。五官科系统疾病：暴喑卒聋、龋齿牙痛；运动系统疾病：挫闪腰痛、手臂痛不能上举；其他：恶寒发热无汗、内伤、脑血管后遗症、眼病、失语。

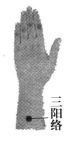

三阳络

▶ **穴位配伍：** 配曲池穴、合谷穴、肩井穴治脑卒中后遗症、上肢不遂。

支沟

▶ 准确定位：手背腕横纹上3寸，尺骨与桡骨之间，阳池与肘尖的连线上。

▶ 主治病症：五官科系统疾病：暴喑、咽肿、耳聋、耳鸣、中耳炎、目赤目痛；消化系统疾病：习惯性便秘、呕吐、泄泻；妇产科系统疾病：经闭、产后血晕、产后乳汁分泌不足；运动系统疾病：上肢麻痹瘫痪、肩背部软组织损伤、肩背酸痛、胁肋痛、急性腰扭伤；其他：肋间神经痛、胸膜炎、肺炎、心绞痛、心肌炎、急性舌骨肌麻痹、热病。针麻常用穴之一。

▶ 穴位配伍：配天枢穴治大便秘结；配双侧支沟穴治急性腰扭伤、胁痛。

外关

▶ 准确定位：在手背腕横纹上2寸，尺桡骨之间，阳池与肘尖的连线上。

▶ 主治病症：五官科系统疾病：头痛、颊痛、目赤肿痛、耳鸣耳聋、鼻出血、牙痛；运动系统疾病：胁痛、肩背痛、肘臂屈伸不利、手指疼痛、手颤、上肢关节炎、桡神经麻痹、急性腰扭伤、颞颌关节保健功能紊乱、落枕等；消化系统疾病：腹痛、便秘、肠痈、霍乱；其他：热病、感冒、高血压、偏头痛、失眠、脑血管后遗症、遗尿。

▶ 穴位配伍：配足临泣穴治颈项强痛、肩背痛；配大椎穴、曲池穴治外感热病；配阳陵泉穴治胁痛。

会宗

▶ 准确定位：在前臂背侧，当腕背横纹上3寸，支沟穴的尺侧，尺骨的桡侧缘取穴。

▶ 主治病症：五官科系统疾病：耳聋、耳鸣；神经系统疾病：癫痫；其他：气滞喘满、上肢肌肤痛。

▶ 穴位配伍：配听会穴、耳门穴治疗耳聋；配大包穴治上肢肌肉疼痛、软组织挫伤。

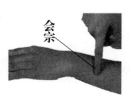

少泽

▶ **准确定位：**在手小指末节尺侧，距指甲根角0.1寸（指寸）。

▶ **主治病症：**精神神经系统疾病：头痛、精神分裂症、脑血管病、昏迷；五官科系统疾病：扁桃体炎、咽炎、结膜炎、目翳、咽喉肿痛、白内障；妇产科系统疾病：乳腺炎、乳痈、乳汁少、乳汁分泌不足；其他：热证、前臂神经痛。此穴为急救穴之一。

▶ **穴位配伍：**配膻中穴、乳根穴治乳汁少、乳痈。

前谷

▶ **准确定位：**在小指尺侧，握拳第五掌指关节前方，掌指横纹端凹陷处，赤白肉际。

▶ **主治病症：**精神神经系统疾病：热病、癫痫、前臂神经痛、头痛、手指麻木；五官科系统疾病：目痛、耳鸣、咽喉肿痛、扁桃体炎、腮腺炎；妇产科系统疾病：产后无乳、乳腺炎等。

▶ **穴位配伍：**配耳门穴、翳风穴治耳鸣。

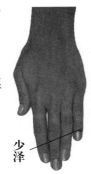

后溪

▶ **准确定位：**在手掌尺侧，微握拳，当小指本节（第5掌指关节）后的远侧掌横纹头赤白肉际于小指尺侧，第五掌骨小头后方。

▶ **主治病症：**主治病症：精神神经科系统疾病：头痛、癫痫、精神分裂症、癔症、面肌痉挛；五官科系统疾病：头项强痛、耳鸣、耳聋、目赤、角膜炎、咽喉肿痛、麦粒肿、鼻出血、扁桃体炎；运动系统疾病：腰痛、手指及肘臂挛痛、落枕、肩臂痛；其他：疥疮、疟疾。

▶ **主治病症：**穴位配伍：配列缺穴、悬钟穴治项强痛；配水沟穴治急性腰扭伤。

腕骨

▶ **准确定位**：在手掌尺侧，当第5掌骨基底与钩骨之间的凹陷处，赤白肉际。

▶ **主治病症**：五官科系统疾病：头项强痛、目翳、口腔炎、角膜白斑、耳鸣；消化系统疾病：呕吐、胆囊炎、疟疾、黄疸；其他：胸膜炎、头痛、糖尿病、热病、指挛腕痛、腕关节炎等。

▶ **穴位配伍**：配阳陵泉穴、肝俞穴、胆俞穴治黄疸。

阳谷

▶ **准确定位**：在手腕尺侧，当尺骨茎突与三角骨之间的凹陷中。

▶ **主治病症**：精神神经系统疾病：腕痛、精神病、癫痫、肋间神经痛、尺神经痛；五官科系统疾病：神经性耳聋、头痛、目眩、耳聋、口腔炎、腮腺炎；其他：热病。

▶ **穴位配伍**：配小海穴治高尔夫球肘。

养老

▶ **准确定位**：在前臂背面尺侧，当尺骨小头近端桡侧凹陷中。取穴时屈肘，掌心向前，在尺骨小头的桡侧缘上，与尺骨小头最高点平齐的骨缝中即是该穴。

▶ **主治病症**：精神神经系统疾病：脑血管病后遗症、肩臂部神经痛；运动系统疾病：急性腰扭伤、落枕；其他：近视。

▶ **穴位配伍**：配太冲穴、足三里穴治目视不明。

支正

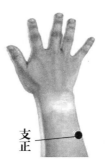

▶ **准确定位**：在前臂背面尺侧，当阳谷与小海的连线上，腕背横纹上5寸。穴名意指小肠经气血大部分循小肠经本经流行。

▶ **主治病症**：癫狂、项强、肘臂酸痛、神经衰弱、麦粒肿、十二指肠溃疡等。

支正

▶ **穴位配伍**：配合谷穴治头痛。

小海

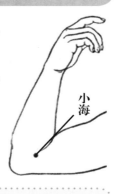

▶ **准确定位**：在肘内侧，当尺骨鹰嘴与肱骨内上髁之间凹陷处即是。

▶ **主治病症**：精神神经系统疾病：头痛、癫痫、精神分裂症、职业病；其他：肘肩疼痛等。

小海

▶ **穴位配伍**：配手三里穴治肘臂疼痛。

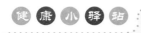
健 康 小 驿 站

支正穴可以治疗脂肪瘤

脂肪瘤属于赘生物，是人体的痰结。当人体的消化功能不好时，支正穴可以从心脏吸取一些血液和能量，然后冲击小肠经，如果小肠的功能增强了，痰湿能够被及时化解掉，就不会产生这些赘生物，所以支正穴可以化解体内痰湿的赘生物，从而预防脂肪瘤。

第二节
了解手部的65个反射区

头部

▶ **准确定位：** 在双手掌侧，十指末节的螺纹面均为大脑反射区。

▶ **主治病症：** 头痛、头晕、头昏、失眠、高血压、脑卒中、脑血管病变、神经衰弱等。

▶ **按摩方法：** 从指尖分别向指根方向推按10～20次。

额窦

▶ **准确定位：** 双手掌面，十指顶端约1厘米范围内。左额窦反射区在右手上，右额窦反射区在左手上。

▶ **主治病症：** 头痛、头晕、失眠及眼、耳、鼻、鼻窦疾患。

▶ **按摩方法：** 用拇指指端在反射区上轻轻点按各5～10次。

小脑、脑干

▶ **准备定位：** 双手掌侧，拇指指腹侧面，即拇指末节指骨体近心端1/2尺侧缘。左小脑、脑干反射区在右手上，右小脑、脑干反射区在左手上。

▶ **主治病症：** 神经性头痛、偏头痛、眩晕、失眠、记忆力减退、震颤麻痹等。

▶ **按摩方法：** 由指尖分别向指根方向推按或掐按10～30次。

垂体

▶ **准确定位：** 双手拇指指腹中央，在大脑反射区深处。

▶ **主治病症：** 可用于治疗甲状腺、甲状旁腺、肾上腺、性腺等功能失调，小儿生长发育不良，更年期综合征，骨质疏松，心脏病，高血压，低血压，贫血等。

▶ **按摩方法：** 用拇指指甲点按或掐按5～10次。

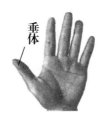

三叉神经

▶ **准确定位：** 双手掌面，拇指指腹尺侧缘远端，即拇指末节指腹远端1/2尺侧缘。左三叉神经反射区在右手上，右三叉神经反射区在左手上。

▶ **主治病症：** 偏头痛、牙痛、眼眶痛、面神经麻痹、三叉神经痛等。

▶ **按摩方法：** 向虎口方向推按或掐按10～20次。力度可自由掌控。

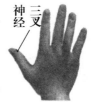

眼

▶ **准确定位：** 双手手掌和手背第2、3指指根部。左眼反射区在右手上，右眼反射区在左手上。

▶ **按摩方法：** 结膜炎、角膜炎、青光眼、白内障、近视等眼疾和眼底病变。

▶ **按摩方法：** 寻找敏感点掐点5～10次，或由桡侧向尺侧推按，掌面、背面各30～50次。

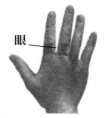

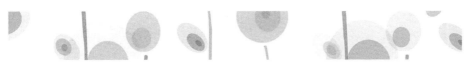

耳

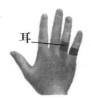

耳

▶ **准确定位：**双手手掌和手背第4、5指指根部。左耳反射区在右手上，右耳反射区在左手上。

▶ **主治病症：**中耳炎、耳聋、眩晕、晕车、晕船等。

▶ **按摩方法：**寻找敏感点掐点或点按，每侧5～10次。

内耳迷路

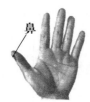

内耳
迷路

▶ **准确定位：**双手背侧，第3、4、5掌指关节之间，第3、4、5指根部接合部。

▶ **主治病症：**头晕、晕车、晕船、耳鸣、高血压、低血压、平衡障碍等。

▶ **按摩方法：**以拇指、食指指端沿指缝向手指方向推按5～10次。

鼻

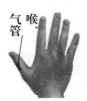

鼻

▶ **准确定位：**双手掌侧拇指指末节指腹桡侧面的中部。左鼻反射区在右手上，右鼻反射区在左手上。

▶ **主治病症：**鼻炎、鼻出血、鼻息肉等。

▶ **按摩方法：**掐揉或点按10～20次。注意控制好力度。

喉、气管

气管、喉

▶ **准确定位：**双手拇指近节指骨背侧中央。

▶ **主治病症：**气管炎、咽喉炎、咳嗽、气喘、声音嘶哑等。

▶ **按摩方法：**向手腕方向推按10～12次。

舌、口腔

▶▶ 准确定位：双手拇指背侧，指间关节横纹的中央处。

▶▶ 主治病症：口舌生疮、味觉异常、口腔溃疡、口干唇裂、口唇疱疹等。

▶▶ 按摩方法：掐按或点按10～20次。

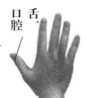

扁桃体

▶▶ 准确定位：双手拇指近节背侧正中线肌腱的两侧，也就是扁桃体反射区的两侧。

▶▶ 主治病症：扁桃体炎、上呼吸道感染、发热等。

▶▶ 按摩方法：向指尖方向推按，每侧10～20次。

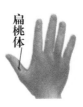

上、下颌

▶▶ 准确定位：双手拇指背侧，拇指指间关节横纹与上下最近皱纹之间的带状区域。横纹远侧为上颌，横纹近侧为下颌。

▶▶ 主治病症：白齿、牙周炎、牙龈炎、牙痛、口腔溃疡、颞下颌关节炎、打鼾等。

▶▶ 按摩方法：由尺侧向桡侧推按或掐点10～20次。

颈项

▶▶ 准确建位：双手拇指近节掌侧颌背侧。

▶▶ 主治病症：颈项酸痛、颈项僵硬、落枕、颈椎病、高血压、消化道疾病等。

▶▶ 按摩方法：向指根方向全方位推按5～10次。

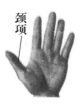

斜方肌

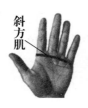

斜方肌

▶ 准确定位：手掌侧面，在眼、耳反射区下方，呈一横带状区域。

▶ 主治病症：颈、肩、背部疼痛，落枕，颈椎病等。

▶ 按摩方法：由尺侧向桡侧轻轻推按10～20次。

胸、乳房

▶ 准确定位：手背第2、3、4掌骨的远端。

▶ 主治病症：胸部疾患、各种肺病、食管病症、心脏病、乳房疾患、重症肌无力等。

乳胸、
房

▶ 按摩方法：由腕背方向桡侧推按或掐按10～20次。

心脏

▶ 准确定位：左手尺侧，手掌及手背部第4、5掌骨之间，在近掌骨头处。

心脏

▶ 主治病症：心脏疾病、高血压、失眠、盗汗、口舌生疮、肺部疾患等。

▶ 按摩方法：向手指方向推按10～30次或拿捏30～50次。

肺和支气管

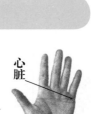

▶ 准确定位：肺反射区位于双手掌侧，横跨第2、3、4、5掌骨，靠近掌指关节区域。支气管反射区位于中指第3节指骨。

气肺
管和
支

▶ 主治病症：肺与支气管疾患（如肺炎、支气管炎、肺结核、哮喘、胸闷等）、鼻炎、心脏病、便秘、腹泻等。

▶ 按摩方法：从尺侧向桡侧推按10～20次，由中指根部向指尖方向推按10～20次，掐按中指根部敏感点10～30次。

横膈膜

▶ 准确定位：双手的背侧，横跨第2、3、4、5掌骨中点的带状区域。

▶ 主治病症：呃逆、腹痛、恶心、反胃、呕吐等。

▶ 按摩方法：由手背桡侧向尺侧轻轻推按10～30次。

肝脏

▶ 准确定位：右手的掌侧及背侧，第4、5掌骨体中点之间。

▶ 主治病症：肝脏疾患（如肝区不适、肝炎、肝硬化等）、消化系统疾患（腹胀、腹痛、消化不良等）、血液系统疾病、高脂血症、肾脏疾患、眼病、头晕目眩、扭伤、指甲疾患等症。

▶ 按摩方法：拿捏10～20次。

胆囊

▶ 准确定位：右手的掌侧，第4、5掌骨之间，紧靠肝反射区的腕侧的第4掌骨处。

▶ 主治病症：胆囊炎、胆石症、胆道蛔虫症、厌食、消化不良、高脂血症、胃肠功能紊乱、失眠、皮肤病等。

▶ 按摩方法：按压或拿捏10～20次。

头颈淋巴结

▶ 准确定位：各手指间根部凹陷处，手掌和手背侧均有头、颈淋巴结反射区。

▶ 主治病症：治疗眼、耳、鼻、舌、口腔、牙齿等疾病及淋巴结肿大、免疫功能低下。

▶ 按摩方法：点掐5～10次。

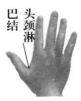

甲状腺

▶ **准确定位：** 双手掌侧第1掌骨近心端起至第1、2掌骨之间，转向拇指间方向至虎口边缘连成带状区域。

▶ **主治病症：** 甲状腺功能亢进、心悸、失眠多梦、烦躁、肥胖、小儿生长发育不良等症。

▶ **按摩方法：** 从桡侧赤白肉际处推向虎口10～20次，按揉敏感点10～30次。

甲状旁腺

▶ **准确定位：** 双手桡侧第1掌指关节背部凹陷处。

▶ **主治病症：** 甲状旁腺功能低下或亢进、佝偻病、低钙性肌肉痉挛、心脏病、各种过敏性疾病、腹胀、白内障、心悸、失眠、癫痫等。

▶ **按摩方法：** 点按10～30次。

胸腺淋巴结

▶ **准确定位：** 第1掌指关节尺侧。

▶ **主治病症：** 各种炎症、发热、囊肿、癌症、子宫肌瘤、乳腺炎、乳房或胸部肿块、胸痛、免疫力低下等。

▶ **按摩方法：** 轻轻地点按胸腺淋巴结10～30次。

上身淋巴系统

▶ **准确定位：** 双手背部尺侧，手背腕骨与尺骨之间的凹陷处。

▶ **主治病症：** 各种炎症、发热囊肿、癌症、子宫肌瘤、免疫力低下等。

▶ **按摩方法：** 掐按10～30次。

脾脏

▶ 准确定位：左手掌侧第4、5掌骨间（中段远端），膈反射区与横结肠反射区之间。

▶ 主治病症：发热、贫血、高血压、肌肉酸痛、唇炎、食欲不振、消化不良、皮肤病等。

▶ 按摩方法：点按10～20次。

下身淋巴系统

▶ 准确定位：手背部桡侧缘，腕骨与前臂桡骨之间的凹陷处。

▶ 主治病症：各种炎症、发热、水肿、囊肿、癌症、子宫肌瘤、蜂窝织炎、免疫力低下等。

▶ 按摩方法：掐按10～30次。

腹腔神经丛

▶ 准确定位：双手掌侧第2、3掌骨及第3、4掌骨之间，肾反射区的两侧。

▶ 主治病症：胃肠功能紊乱、腹胀、腹泻、胸闷、呃逆、烦躁、失眠、头痛、更年期综合征、生殖系统疾患等。

▶ 按摩方法：围绕肾反射区两侧由指端向手腕方向推按10～30次。

肾上腺

▶ 准确定位：双手掌侧第2、3掌骨之间，距离第2、3掌骨头1.5～2.0厘米处。

▶ 主治病症：肾上腺功能低下或亢进、各种感染、过敏性疾病、哮喘、风湿病、心律不齐、昏厥、糖尿病、生殖系统疾病等。

▶ 按摩方法：点按10～30次。

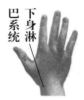

肾脏

▶▶ 准确定位：双手掌中央，相当于劳宫穴处。

▶▶ 主治病症：急慢性肾炎、肾结石、肾功能不全、尿路结石、高血压、慢性支气管炎、眩晕、耳鸣、水肿、前列腺炎、前列腺增生等。

▶▶ 按摩方法：点按10～30次。

肾脏

膀胱

▶▶ 准确定位：掌下方，大、小鱼际交接处的凹陷中，其下为头状骨骨面。

▶▶ 主治病症：输尿管泌尿系统疾患。

▶▶ 按摩方法：向手腕方向点按10～30次。

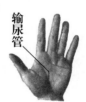

膀胱

输尿管

▶▶ 准确定位：双手掌中部，肾反射区与膀胱反射区之间的带状区域。

▶▶ 主治病症：输尿管结石、尿路感染、肾积水、高血压、动脉粥样硬化等。

▶▶ 按摩方法：向手腕方向推按10～30次。

输尿管

前列腺、子宫、阴道、尿道

▶▶ 准确定位：双手掌侧横纹中点两侧的带状区域。

▶▶ 主治病症：前列腺炎、前列腺增生、尿路感染、尿道炎、阴道炎。

▶▶ 按摩方法：由中间向两侧分别轻推30～50次。

前列腺、子宫、
阴道、尿道

生殖腺

▶ **准确定位**：双手掌腕横纹中点处。相当于手厥阴心包经的大陵穴。

▶ **主治病症**：性功能低下、不孕症、不育症、月经不调、前列腺增生、子宫肌瘤等。

▶ **按摩方法**：按揉10～30次。

腹股沟

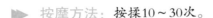

▶ **准确定位**：双手掌侧腕横纹的桡侧端，桡骨头凹陷处。相当于太渊穴。

▶ **主治病症**：生殖系统病变、性功能低下、前列腺增生、年老体弱等。

▶ **按摩方法**：轻轻地按揉此反射区域10～30次。

食管、气管

▶ **准确定位**：双手拇指近节指骨桡侧，赤白肉际。

▶ **主治病症**：食管肿瘤、食管炎症、气管疾患等。

▶ **按摩方法**：向指根方向推按或掐按10～30次。

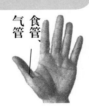

胃

▶ **准确定位**：双手第1掌骨体远端。

▶ **主治病症**：胃炎、胃溃疡、糖尿病、胆囊疾患等。

▶ **按摩方法**：向手腕方向慢慢推按10～30次。

胰腺

▶ **准确定位**：双手胃反射区与十二指肠反射区之间，第1掌骨体中部。

▶ **主治病症**：胰腺炎、胰腺肿瘤、消化不良、糖尿病等。

▶ **按摩方法**：向手腕方向推按10～30次。

十二指肠

▶ **准确定位**：双手掌侧，第1掌骨体近端，胰腺反射区下方。

▶ **主治病症**：十二指肠炎、十二指肠溃疡等。

▶ **按摩方法**：向手腕方向推按10～30次。

小肠

▶ **准确定位**：双手掌心结肠各反射区及直肠反射区所包围的区域。

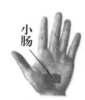

▶ **主治病症**：小肠炎症、腹泻、肠功能紊乱、消化不良、心律失常、失眠、贫血等疾患。

▶ **按摩方法**：向手腕方向快速、均匀地推按10～30次。

大肠

▶ **准确定位**：自右手掌尺侧腕骨前缘起，顺右手掌第4、5掌骨间隙向手指方向上行，至第5掌骨体中段，约与虎口水平位置时转向桡侧，平行通过第4、3、2掌骨体中段；按至左手第2、3、4掌骨体中段，转至手腕方向，沿第4、5掌骨之间至腕掌关节止。包括盲肠、阑尾、回盲瓣、升结肠、横结肠、降结肠、乙状结肠、肛管、肛门各区。

▶ **主治病症**：腹胀、便秘、消化不良、阑尾炎等。

▶ **按摩方法**：左右手推按、推揉或掐揉10～30次。

盲肠（阑尾）

▶▶ **准确定位**：右手掌侧，第4、5掌骨底与腕骨结合部近尺侧。

▶▶ **主治病症**：腹泻、腹胀、便秘、阑尾炎及其术后腹痛等。

▶▶ **按摩方法**：掐揉10～30次。

回盲瓣

▶▶ **准确定位**：右手掌侧，第4、5掌骨底与腕骨结合部近桡侧，盲肠（阑尾）反射区稍上方。

▶▶ **主治病症**：下腹胀气、腹痛等。

▶▶ **按摩方法**：掐揉10～30次。

升结肠

▶▶ **准确定位**：右手掌侧，第4、5掌骨之间，腕掌关节结合部的盲肠（阑尾）、回盲瓣反射区至第4、5掌骨体中部，约平虎口水平之间的带状区域。

▶▶ **主治病症**：腹泻、腹痛、便秘、结肠炎、结肠肿瘤等。

▶▶ **按摩方法**：向手指方向推按10～30次。

横结肠

▶▶ **准确定位**：右手掌侧，升结肠反射区至虎口之间的带状区域；左手掌侧与右手相对应的区域，其尺侧接降结肠反射区。

▶▶ **主治病症**：腹泻、腹痛、便秘、结肠炎等。

▶▶ **按摩方法**：右手自尺侧向桡侧推按。

降结肠

▶▶ **准确定位**：左手掌侧，平虎口水平，第4、5掌骨之间至腕骨之间的带状区域。

▶▶ **主治病症**：腹泻、腹痛、便秘、结肠炎等。

▶▶ **按摩方法**：手腕方向推按10～30次。

乙状结肠

▶▶ **准确定位**：左手掌侧，第5掌骨底与钩骨交接底腕掌关节处至第1、2掌结合部。

▶▶ **主治病症**：直肠炎、直肠癌、便秘、结肠炎等。

▶▶ **按摩方法**：由左手掌尺侧向桡侧方向轻轻推按10～30次。

肛管、肛门

▶▶ **准确定位**：左手的掌侧，第2腕掌关节处，乙状结肠反射区的末端。

▶▶ **主治病症**：肛门周围炎、痔疮、肛裂、便血、便秘等。

▶▶ **按摩方法**：用指端或按摩棒轻轻点按手腕桡侧10～30次。

直肠、肛门

▶▶ **准确定位**：双上肢前臂桡侧远端约3横指的带状区域。

▶▶ **主治病症**：痔疮、肛裂、便血、便秘、脱肛等。

▶▶ **按摩方法**：用指端向手腕方向推按10～30次。

脊柱

▶ 准确定位：手背第1、2、3、4、5掌骨体均为脊柱反射区。

▶ 主治病症：颈椎病、落枕、背部不适、腰肌劳损等症。

▶ 按摩方法：向手腕推按10～30次。

颈椎

▶ 准确定位：双手各指近节指骨背侧近桡侧，以及各掌骨背侧远端约占整个掌骨体的1/5。

▶ 主治病症：颈椎病、落枕、颈椎酸痛或僵硬等。

▶ 按摩方法：用指腹向手背近桡侧轻轻推按10～30次。

胸椎

▶ 准确定位：双手背侧，各掌骨远端约占整个掌骨体的1/2。

▶ 主治病症：颈、肩、背部软组织损伤，胸闷，胸椎病变等。

▶ 按摩方法：用指腹向手腕方向推按各10～20次。

腰椎

▶ 准确定位：双手背侧，各掌骨近端约占整个掌骨体的1/2。

▶ 主治病症：腰酸背痛、急性腰扭伤、腰椎骨质增生等。

▶ 按摩方法：用指腹向手腕方向推按各10～20次。

骶骨

▶ 准确定位：手背侧，各腕掌关节结合处。

▶ 主治病症：坐骨神经痛、腰骶劳损、便秘等。

▶ 按摩方法：向手腕方向轻轻掐按10～20次。

骶骨

尾骨

▶ 准确定位：在手背侧，腕背横纹区域。

▶ 主治病症：用于治疗骶尾骨部损伤、疼痛等。

▶ 按摩方法：找到敏感点后，用指端掐按10～30次。

尾骨

肋骨

▶ 准确定位：位于双手背侧，内侧肋骨反射区位于第2掌骨体中部偏远端的桡侧；外侧肋骨反射区位于第4、5掌骨之间，近掌骨底的凹陷中。

▶ 主治病症：肋骨病变、肋软骨炎、肋膜炎等症。

▶ 按摩方法：点按10～20次。

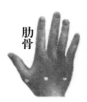

肋骨

肩关节

▶ 准确定位：第5掌指关节尺侧凹陷处。

▶ 主治病症：可以治疗肩关节周围炎、肩部损伤等肩部疾患。

▶ 按摩方法：掐按10～30次。

肩关节

肘关节

▶ 准确定位：手背侧，第5掌骨体中部尺侧处。

▶ 主治病症：网球肘、增生性关节炎等。

▶ 按摩方法：按揉或掐揉10~30次。

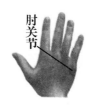

髋关节

▶ 准确定位：双手背侧，尺骨和桡骨茎突骨面的周围。

▶ 主治病症：髋关节疼痛、坐骨神经痛、肩关节疼痛等。

▶ 按摩方法：按揉10~30次。

膝关节

▶ 准确定位：第5掌骨近端尺侧缘与腕骨所形成的凹陷处。手背部为膝前部，赤白肉际处为膝两侧部，手掌部为膝后部。

▶ 主治病症：膝关节病变和肘关节病变等症。

▶ 按摩方法：掐揉或点按10~30次。

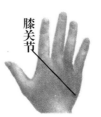

颈肩区

▶ 准确定位：双手各指根部近节指骨的两侧及各掌指关节结合部。手背面为颈肩后区，手掌面为颈肩前区。

▶ 主治病症：颈椎病、肩周炎等各种颈肩部病痛。

▶ 按摩方法：向指根方向推按或掐按各5~10次。

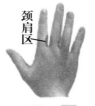

胸腔呼吸器官区

▶ **准确定位：** 手掌侧，拇指指间关节横纹至腕横纹之间的区域。

▶ **主治病症：** 胸闷、咳嗽、气喘等呼吸系统病症。

▶ **按摩方法：** 向拇指指根腕横纹推按10～30次。

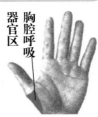

胸腔呼吸器官区

胃脾大肠区

▶ **准确定位：** 手掌面，第1、2掌骨之间的椭圆形区域。

▶ **主治定位：** 用于治疗消化不良、食欲不振、腹胀、腹泻、贫血、皮肤病等。

▶ **按摩方法：** 揉按30～50次。

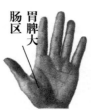

胃脾大肠区

血压区

▶ **准确定位：** 位于手背，由第1掌骨、阳溪穴、第2掌骨所包围的区域及食指近节指骨近端1/2的桡侧组成。

▶ **主治病症：** 高血压、低血压、头痛、眩晕、呕吐、发热、胃痛、便秘等。

▶ **按摩方法：** 按揉本区域10～20分钟。

血压区

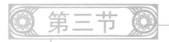

第三节
了解手部全息穴位

　　手部全息穴位的分布大致是整个人体的缩影，穴位以其对应整体上的部位或器官的名称来命名。可以认为是疾病的诊疗点。按摩手法以点、按、揉、掐为主，即用拇指端以穴位为圆心做小圆周运动或揉动，逐渐加力，以在深层组织有较强的酸、麻、胀、痛感为宜，每次可选2～3个穴位。

手部第2掌骨桡侧全息穴位

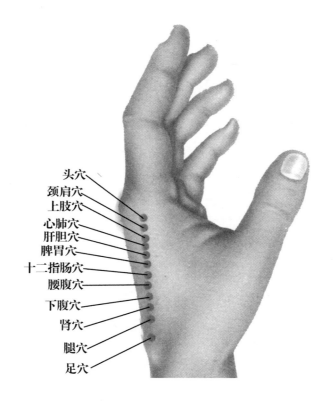

- 头穴
- 颈肩穴
- 上肢穴
- 心肺穴
- 肝胆穴
- 脾胃穴
- 十二指肠穴
- 腰腹穴
- 下腹穴
- 肾穴
- 腿穴
- 足穴

头穴

▶ 准确定位：第2掌骨小头桡侧。

▶ 主治病症：可以有效治疗头痛、牙痛、三叉神经痛，急性结膜炎及头面、眼、耳、鼻、口、牙、脑等部位疾病。

颈肩穴

▶ 准确定位：在第2掌骨体远端桡侧，头穴与上肢穴之间。

▶ 主治病症：可有效治疗颈肩、甲状腺、咽喉、气管上段、食管上段等部位的疾病。

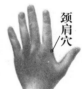

上肢穴

▶ 准确定位：在第2掌骨体远心端桡侧，颈肩穴和心肺穴之间。

▶ 主治病症：可以有效治疗肩部、上肢、肘、腕、手及食管中段的疾病。

心肺穴

▶ 准确定位：在第2掌骨体远心端桡侧，头穴和脾胃穴连线的中点区域。

▶ 主治病症：治疗心、肺、胸、乳房、气管下段、食管下段及背部疾病。

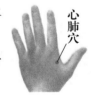

肝胆穴

▶ 准确定位：在手背部第2掌骨体中端桡侧，脾胃穴和心肺穴连线的中点区域。

▶ 主治病症：治疗肝胆疾病。

脾胃穴

▶▶ 准确定位：脾胃穴位于第2掌骨体中端桡侧，头穴和足穴连线的中点。

▶▶ 主治病症：治疗脾、胃及胰腺疾患。

十二指肠穴

▶▶ 准确定位：位于第2掌骨体中端桡侧，脾胃穴和肾穴之间。

▶▶ 主治病症：用于治疗十二指肠及结肠右曲部疾患。

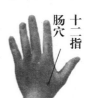

腰腹穴

▶▶ 准确定位：在第2掌骨体近心端桡侧，脾胃穴和肾穴之间。

▶▶ 主治病症：治疗腰扭伤、腰腿痛、肠道疾病。

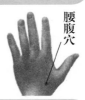

下腹穴

▶▶ 准确定位：在第2掌骨体近心端桡侧，在脾胃穴与足穴连线的中点处。

▶▶ 主治病症：用于治疗下腹部、骶尾部、子宫、膀胱、结肠、直肠、阑尾、卵巢、阴道、睾丸、尿道、肛门等部位疾病。

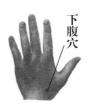

肾穴

▶▶ 准确定位：在第2掌骨体近心端桡侧，下腹穴和腿穴之间。

▶▶ 主治病症：治疗肾、输尿管、大肠、小肠疾病。

腿穴

▶ **准确定位**：腿穴位于第2掌骨体近心端桡侧，下腹穴和足穴之间处。

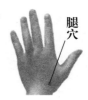
腿穴

▶ **主治病症**：用于治疗臀部、大腿部、膝关节、踝关节以及其他下肢疾病。

足穴

▶ **准确定位**：位于第2掌骨基底部桡侧，第1、2掌骨侧近拇指侧的交点处。

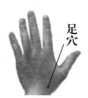
足穴

▶ **主治病症**：治疗足部以及踝部疾病。

手部第5掌骨尺侧全息穴位

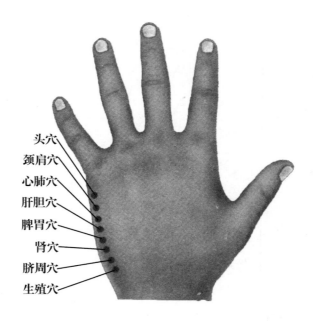

头穴
颈肩穴
心肺穴
肝胆穴
脾胃穴
肾穴
脐周穴
生殖穴

头穴

▶ 准确定位：第5掌骨小头尺侧。

▶ 主治病症：治疗头面部及眼、耳、鼻、口等疾病。

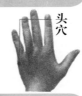

颈肩穴

▶ 准确定位：在第5掌骨体远心端尺侧，头穴与心肺穴之间。

▶ 主治病症：治疗肩周炎、肩部扭伤、背部疼痛、落枕、颈椎病等。

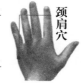

心肺穴

▶ 准确定位：在第5掌骨体远心端尺侧，头穴和脾胃穴连线的中点。

▶ 主治病症：治疗心、肺、气管及胸背部疾病。

肝胆穴

▶ 准确定位：肝胆穴在第5掌骨体远心端尺侧，位于心肺穴和脾胃穴之间。

▶ 主治病症：治疗肝胆疾病。

脾胃穴

▶ 准确定位：在第5掌骨体尺侧，位于头穴与生殖穴连线的中点处。

▶ 主治病症：可以治疗脾、胃、肌肉疾病。

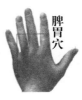

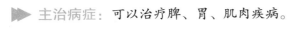

肾穴

▶ **准确定位**：在第5掌骨体近心端尺侧，其位于脾胃穴与生殖穴连线的近脾胃穴1/3处。

肾穴

▶ **主治病症**：具有预防和治疗肾脏疾病的作用，主治肾、膀胱及生殖系统疾病。

脐周穴

▶ **准确定位**：在第5掌骨体近心端尺侧，位于脾胃穴与生殖穴连线的近生殖穴1/3处。

脐周穴

▶ **主治病症**：具有治疗结肠炎、小肠炎、腰扭伤等疾病的作用。

生殖穴

▶ **准确定位**：位于第5掌骨基底部尺侧。

生殖穴

▶ **主治病症**：治疗生殖系统疾病、肛周疾病、腰腿痛等。

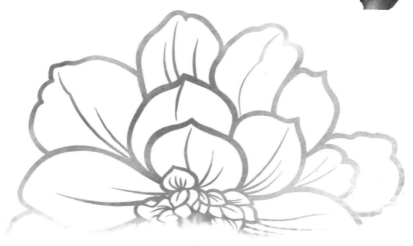

第四节

了解手针穴

手针穴是手部的病理反应点，通过刺穴可以反映所对应的器官的疾病表现。

手掌侧穴位

胃肠点

▶ **准确定位**：位于双手手掌多汗点穴下缘，宽度与无名指等宽，可从无名指指根处划两条垂直下行线，至多汗点穴下缘处即是此穴。

▶ **主治病症**：按摩此穴可预防和治疗胃下垂、胃炎、胃痉挛、十二指肠溃疡等症。

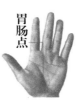

胃肠点

▶ **按摩方法**：寻找此穴的方位可在反射区内用梅花针找准刺痛点后反复扎刺即可。

咳喘点

▶ **准确定位**：位于双手掌食、中指中线向下延伸至感情线交叉处。

▶ **主治病症**：具有预防和治疗呼吸道疾病的作用，凡老年人呼吸道疾病，如肺气肿、气管炎等症多配此穴。

咳喘点

▶ **按摩方法**：寻找此穴的病理反射点宜先用单根圆牙签的锐利尖头，在此穴病理反射区刺探，找准刺痛点后，可用梅花针反复扎刺，也可用手指强力捏按，临床上对于老年咳喘多采用艾条灸的方法，每次灸2～3分钟，每日数次。

肾点

▶ **准确定位**：位于双手掌小指第1指节与第2指节间横纹线上，基本上位于中间点，有的人可能偏左或偏右。

▶ **主治病症**：具有预防和治疗更年期综合征的作用。

▶ **按摩方法**：可用单根圆牙签的锐利尖头在病理反射区部位刺探，一经找到刺痛点就可在刺痛点处用单根牙签的尖头反复扎刺，如欲强化疗效，也可在刺痛点处使用艾条灸。

足跟点

▶ **准确定位**：在大陵穴与胃肠点连线的中点处。

▶ **主治病症**：治疗足跟痛。

▶ **按摩方法**：寻找此穴的病理反射点可用单根牙签的锐利尖头，在病理反射区部位轻轻刺探，一经发现病理刺痛点，就可在该点用单根牙签反复扎刺，如欲强化疗效也可在刺痛点用艾条灸。

疟疾点

▶ **准确定位**：此点位于第1掌骨基底部与大多角骨之间的骨缝中，大鱼际桡侧缘赤白肉际处。

▶ **主治病症**：治疗疟疾。

▶ **按摩方法**：寻找此穴的病理反射点可用单根牙签的锐利尖头，在病理反射区部位轻轻刺探，一经发现病理刺痛点，就可在该点用单根牙签反复扎刺，如欲强化疗效也可在刺痛点用艾条灸。

扁桃体点

▶ 准确定位：在第1掌骨中点尺侧掌面处。

▶ 主治病症：治疗扁桃体炎、咽炎等症。

▶ 按摩方法：寻找此穴的病理反射点可用单根牙签的锐利尖头，在病理反射区部位轻轻刺探，一经发现病理刺痛点，就可在该点用单根牙签反复扎刺，约2分钟左右，如欲强化疗效也可在刺痛点用艾条灸。

牙痛点

▶ 准确定位：位于掌面，第3、4掌指关节之间，靠近第3掌指关节处。

▶ 主治病症：牙痛、咽喉痛、三叉神经痛等。

▶ 按摩方法：用拇指、食指夹持穴位进行捻揉，或用圆珠笔端或牙签点刺，约2分钟，以不刺破皮肤为宜。

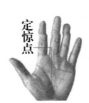

定惊点

▶ 准确定位：在手掌大小鱼际交接处。

▶ 主治病症：治疗小儿惊风、高热、痉挛症。

▶ 按摩方法：寻找此穴的病理反射点可用单根牙签的锐利尖头，在病理反射区部位轻轻刺探，一经发现病理刺痛点，就可在该点用单根牙签反复扎刺，如欲强化疗效也可在刺痛点用艾条灸。

脾点

▶ **准确定位**：在手掌面大拇指指关节横纹中点处。

▶ **主治病症**：治疗腹痛、腹胀、肠鸣、泄泻、水肿。

▶ **按摩方法**：寻找此穴的病理反射点可用单根牙签的锐利尖头，在病理反射区部位轻轻刺探，一经发现病理刺痛点，就可在该点用单根牙签反复扎刺，如欲强化疗效也可在刺痛点用艾条灸。

小肠点

▶ **准确定位**：在手掌，食指近端指关节横纹中点处，为四缝穴之一。

▶ **主治病症**：治疗小肠疾病。

▶ **按摩方法**：寻找此穴的病理反射点可用单根牙签的锐利尖头，在病理反射区部位轻轻刺探，一经发现病理刺痛点，就可在该点用单根牙签反复扎刺，约2分钟左右，如欲强化疗效也可在刺痛点用艾条灸。

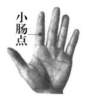

大肠点

▶ **准确定位**：位于双手手掌食指第1指节与第2指节间横纹线上，基本上位于中间点，有的人可能偏左或偏右。

▶ **主治病症**：可治疗腹泻、腹胀等肠道疾病。

▶ **按摩方法**：找此穴宜先用单根圆牙签的锐利尖头，在穴位病理反射区轻轻扎刺，寻找刺痛点，找准刺痛点后就可在刺痛点用牙签不断地扎刺。

三焦点

▶ **准确定位：** 在手掌面，中指近端指关节横纹处。

▶ **主治病症：** 用于治疗水肿、气喘、小便不利及胸部、腹部、盆腔疾患。

▶ **按摩方法：** 寻找此穴的病理反射点可用单根牙签的锐利尖头，在病理反射区部位轻轻刺探，一经发现病理刺痛点，就可在该点用单根牙签反复扎刺，如欲强化疗效也可在刺痛点用艾条灸。

心点

▶ **准确定位：** 此穴位于双手手掌中指第1指节与第2指节间横纹线上，如果从经络学讲，此穴位位于手厥阴心包经经络上面。

▶ **主治病症：** 冠心病、心绞痛等心血管疾病，也可用于治疗神经系统等疾病。

▶ **按摩方法：** 寻找此穴的病理反射点宜用单根圆牙签的尖头在穴区扎探。

肝点

▶ **准确定位：** 位于双手掌无名指第2指节与第3指节间横纹线上，基本位于中间，有的人可能偏左或偏右。

▶ **主治病症：** 具有治疗肝胆疾病、消除疲劳的作用；取此穴还可治疗胸痛、头痛、偏头痛、颈部痛。

▶ **按摩方法：** 寻找此穴宜用单根圆牙签的锐利尖头，在病理反射区内轻轻刺探。

肺点

▶ **准确定位：** 此穴位于双手掌无名指第1指节与第2指节间的横纹线上，病理反射点基本位于横纹线中间，有的人可能偏左或偏右。从经络学上讲，此穴位位于手少阳三焦经经络上。

▶ **主治病症：** 胸闷、咳喘、呼吸困难、荨麻疹等；配牙痛点可以治疗牙齿过敏。

▶ **按摩方法：** 寻找此穴可用单根圆牙签的锐利尖头在病理反射区刺探。

命门点

▶ **准确定位：** 位于双手掌小指第2指节与第3指节间的横纹线上，基本位于中间，有人偏左或偏右。

▶ **主治病症：** 此穴是泌尿和生殖器官反应点，刺激此穴可治疗泌尿和生殖系统疾病。

▶ **按摩方法：** 寻找此穴的病理反射点可用单根牙签的锐利尖头，在病理反射区部位轻轻刺探，一经发现病理刺痛点，就可在该点用单根牙签反复扎刺，如欲强化疗效也可在刺痛点用艾条灸。

哮喘新点

▶ **准确定位：** 在掌面，第4、5掌指关节之间。

▶ **主治病症：** 治疗咳嗽、哮喘等呼吸道疾病。

▶ **按摩方法：** 寻找此穴的病理反射点可用单根牙签的锐利尖头，在病理反射区部位轻轻刺探，一经发现病理刺痛点，就可在该点用单根牙签反复扎刺，如欲强化疗效也可在刺痛点用艾条灸。

腓肠点

▶ 准确定位：在手掌面，小指中线上，第2指节的中点。

▶ 主治病症：治疗腓肠肌痉挛。

▶ 按摩方法：寻找此穴的病理反射点可用单根牙签的锐利尖头，在病理反射区部位轻轻刺探，一经发现病理刺痛点，就可在该点用单根牙签反复扎刺，如欲强化疗效也可在刺痛点用艾条灸。

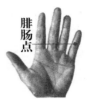

腓肠点

咽喉点

▶ 准确定位：在手掌面，拇指指掌关节横纹的中点上。

▶ 主治病症：治疗咽炎、喉炎、呕吐。

▶ 按摩方法：寻找此穴的病理反射点可用单根牙签的锐利尖头，在病理反射区部位轻轻刺探，一经发现病理刺痛点，就可在该点用单根牙签反复扎刺，如欲强化疗效也可在刺痛点用艾条灸。

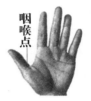

咽喉点

手背侧穴位

踝点

▶ 准确定位：在拇指桡侧，掌指关节赤白肉际处。

▶ 主治病症：踝关节扭伤、疼痛。

▶ 按摩方法：寻找此穴要用单根圆牙签的锐利尖头在病理反射区刺探，一经找准病理刺痛点即可在该点用单根牙签反复扎刺，约2分钟。如欲强化疗效也可加用艾灸。

踝点

胸点

胸点

▶ **准确定位**：在拇指指关节桡侧赤白肉际处。

▶ **主治病症**：治疗胸闷、胸痛、呕吐、泄泻、癫痫。

▶ **按摩方法**：寻找此穴要用单根圆牙签的锐利尖头在病理反射区刺探，一经找准病理刺痛点即可在该点用单根牙签反复扎刺，约2分钟。如欲强化疗效也可加用艾灸。

眼点

眼点

▶ **准确定位**：位于双手掌拇指指根横纹线上，刺痛点一般多在中间，有的人偏左或偏右。

▶ **主治病症**：具有预防和治疗眼部疾病、消除眼疲劳的作用，中老年人经常按摩、刺激此穴，可延缓视力老化。

▶ **按摩方法**：此穴宜先用单根牙签的锐利尖头，在病理反射部位轻轻扎刺，寻找刺痛点，找准刺痛点后就可在刺痛点处用单根牙签反复扎刺，以达到治疗的目的。如欲强化疗效，也可加用艾条灸。

后合谷

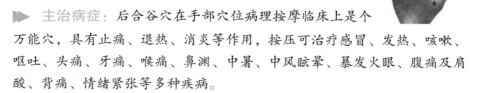

后合谷

▶ **准确定位**：此穴即经络学上的合谷穴，位于手阳明大肠经经络上。拇、食二指张开，虎口与第1、2掌骨结合部（一般又叫两叉骨）连线的中点，就是本穴。

▶ **主治病症**：后合谷穴在手部穴位病理按摩临床上是个万能穴，具有止痛、退热、消炎等作用，按压可治疗感冒、发热、咳嗽、呕吐、头痛、牙痛、喉痛、鼻渊、中暑、中风眩晕、暴发火眼、腹痛及肩酸、背痛、情绪紧张等多种疾病。

▶ **按摩方法**：在反射区的压痛点用筷子头点按，或用拇指用力扣，也可以用食、中指强力捏按，每日数次。

颈中点

▶ 准确定位：在手背大拇指中线上，第1节指骨中点处。

▶ 主治病症：治疗落枕、强直性脊柱炎、颈部疼痛。

▶ 按摩方法：寻找此穴要用单根圆牙签的锐利尖头在病理反射区刺探。

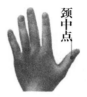

再创点

▶ 准确定位：在手背第1、2掌骨基底部结合处。

▶ 主治病症：用于治疗脑卒中、半身不遂、口眼歪斜、牙龈溃烂、牙痛、腹痛、胃痛、食欲不振、痹症、癫狂等病症。

▶ 按摩方法：寻找此穴要用单根圆牙签的锐利尖头在病理反射区进行刺探。

耳点

▶ 准确定位：于双手手掌小指的指根部、无名指指根部下方处，每手两穴，呈两处扁圆形病理反射区。

▶ 主治病症：耳疾，手穴临床施治中应将此穴与治疗耳部疾病穴位配伍应用。

▶ 按摩方法：寻找此穴可用单根圆牙签的锐利尖头刺探，并在刺痛点反复扎刺。

肩点

▶ 准确定位：位于双手手背食指根下方，呈一椭圆形反射区。

▶ 主治病症：具有预防和治疗肩部疾病的疗效。可治疗肩周炎及其他肩部疾病；老年人经常按摩此穴，可预防肩部疾病。

▶ 按摩方法：寻找此穴可用梅花针在病理反射区刺探。

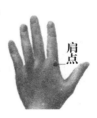

前头点

▶ 准确定位：前头点位于双手背食指第2指节与第3指节间横纹线外缘处。

▶ 主治病症：治疗神经痛，在手部穴位病理按摩临床上，取此穴侧重治疗酒后头痛，凡酒后头痛者取此穴刺激多可收到较好疗效。

▶ 按摩方法：寻找此穴要用单根圆牙签的锐利尖头在病理反射区轻轻刺探，一般人刺痛点多在食指横纹线外缘，有的人可能偏上、偏下或偏里。

前头点

息喘点

▶ 准确定位：在手背第2指缝与第3指缝缝纹处。

▶ 主治病症：治疗落枕、颈部疼痛等病症。

▶ 按摩方法：用拇指和食指夹持穴位进行捻探，或用圆珠笔端，牙签进行点刺，约2分钟，以不刺破皮肤为宜。

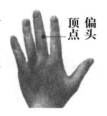

息喘点

偏头顶点

▶ 准确定位：位于双手手背中指第2指节与第3指节中间横纹线外侧。

▶ 主治病症：治疗神经痛穴，手部穴位病理按摩临床上多用此穴侧重治疗头痛。

▶ 按摩方法：寻找此穴要用单根圆牙签的锐利尖头在病理反射区反复扎刺，一般多在中指第二条横纹外侧，有的人可能偏上、偏下或偏里。

顶点 偏头

问鱼点

▶ 准确定位：手背侧，第3、4指之间，赤白肉际。

▶ 主治病症：精神病、嗜睡倦怠等神经系统疾病。

▶ 按摩方法：寻找此穴要用单根圆牙签的锐利尖头在病理反射区刺探。

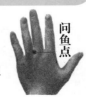

问鱼点

腰腿点

▶ 准确定位：位于手背部，有两个，在手背腕横纹前1.5寸，第二指伸肌腱桡侧，第四指伸肌腱尺侧处。

▶ 主治病症：主治急性腰扭伤、腰腿痛。

▶ 按摩方法：寻找此穴要用单根圆牙签的锐利尖头在病理反射区刺探。

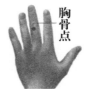

胸骨点

▶ 准确定位：在手背中指中线上，第1节指骨中点处。

▶ 主治病症：治疗胸闷、胸痛、咳嗽气喘等症状。

▶ 按摩方法：寻找此穴要用单根圆牙签的锐利尖头在病理反射区刺探。

升压点

▶ 准确定位：位于腕背横纹与中指中线的交点处上。

▶ 主治病症：可用于治疗低血压、眩晕。

▶ 按摩方法：寻找此穴要用单根圆牙签的锐利尖头在病理反射区刺探。

腰肌点

▶ 准确定位：腰肌点位于手背的第3、4掌骨间，第3、4掌指关节上2.5寸处。

▶ 主治病症：治疗腰扭伤、腰肌劳损、各种腰痛病症。

▶ 按摩方法：寻找此穴要用单根圆牙签的锐利尖头在病理反射区刺探。

腹泻点

▶ 准确定位：在手背第3、4掌骨间，距离第3、4掌骨关节1寸处。

▶ 主治病症：治疗腹痛、腹泻、腹胀、痢疾。

▶ 按摩方法：寻找此穴要用单根圆牙签的锐利尖头在病理反射区进行刺探。

腹泻点

偏扶点

▶ 准确定位：在手背腰肌点后0.25寸，第3指中线处。

▶ 主治病症：具有疏通经络的功效，主要治疗半身麻木。

▶ 按摩方法：寻找此穴要用单根圆牙签的锐利尖头在病理反射区刺探。

偏扶点

腹上点

▶ 准确定位：在手背无名指中线上，第1指节中点处。

▶ 主治病症：治疗腹痛、腹泻、腹胀、阳痿、遗精、早泄等症。

▶ 按摩方法：寻找此穴要用单根圆牙签的锐利尖头在病理反射区刺探。

腹上点

偏头点

▶ 准确定位：偏头点位于双手手背无名指第2指节与第3指节间横纹线外侧。

▶ 主治病症：治疗神经痛，手部穴位病理按摩临床上用此穴侧重治疗偏头痛。

▶ 按摩方法：寻找此穴要用单根圆牙签的锐利尖头在病理反射区刺探，一般多在横纹线边缘，有的人可能偏上、偏下或偏外。

偏头点

胞门点

▶ **准确定位**：在手背第4、5掌骨间中渚穴后0.75寸处。

▶ **主治病症**：生殖系统病变如遗精、早泄、阳痿、月经不调。

▶ **按摩方法**：寻找此穴要用单根圆牙签的锐利尖头在病理反射区刺探。

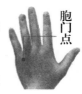

胞门点

止血点

▶ **准确定位**：在手背无名指中线与腕横纹的交点处。

▶ **主治病症**：具有活血化瘀、止血的功效，用于治疗各种出血性疾病、踝关节扭伤。

▶ **按摩主法**：寻找此穴要用单根圆牙签的锐利尖头在病理反射区刺探。

止血点

后头点

▶ **准确定位**：后头点位于双手手背小指第2指节与第3指节中间横纹的外侧。

▶ **主治病症**：具有治疗神经痛的效能，在临床上常用此穴侧重治疗后头痛等病症。

▶ **按摩方法**：寻找此穴要用单根圆牙签的锐利尖头在病理反射区刺探，一般病理刺痛点多在小指第二条横纹线外缘，有的人可能偏上、偏下或偏里，一经找准病理刺痛点，即可用单根牙签在该点反复扎刺，约2分钟。如欲强化疗效也可加艾灸。

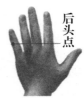

后头点

坐骨神经点

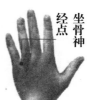

经点 坐骨神

▶ **准确定位**：在手背无名指掌指关节尺侧边缘处。

▶ **主治病症**：可治疗腰腿痛、坐骨神经痛。

▶ **按摩方法**：寻找此穴要用单根圆牙签的锐利尖头在病理反射区刺探，一经找准病理刺痛点，即可用单根牙签在该点反复扎刺，约2分钟。如欲强化疗效也可加艾灸。

脊柱点

▶ **准确定位**：在第5掌指关节尺侧赤白肉际处。

▶ **主治病症**：具有活血化瘀的功效，可治疗腰痛、尾骶痛、肩胛痛、耳鸣、鼻塞等症状。

脊柱点

▶ **按摩方法**：寻找此穴要用单根圆牙签的锐利尖头在病理反射区刺探，一经找准病理刺痛点，即可在该点用单根牙签反复扎刺，约2分钟，以达到治疗的目的。如欲强化疗效也可加用艾灸。

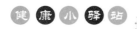

健 康 小 驿 站

电脑族养护手腕的小动作

移动鼠标时不要使用腕力，而尽量要用臂力，从而减少腕部用力。每工作40分钟至1小时，就停下手中工作做一些握拳、手指用力张开等动作，可以大大降低"鼠标手"的患病概率。

打字之前两手掌先互相摩擦或伸展一下手指、手掌及手腕。

打字时不用敲得太用力，保持腕部轻松。

打字时要让手腕架空在一定的高度上。

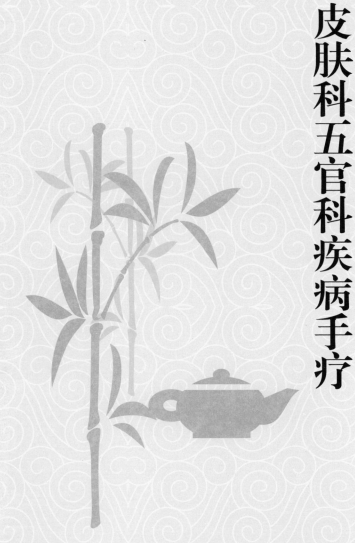

第四章 皮肤科五官科疾病手疗

青春痘

青春痘是一种毛囊皮脂腺的慢性炎症，好发于颜面、胸背，表现为粉刺、丘疹、脓疱、结节、囊肿等损害。多见于青年男女。

▶ 症状

（1）初起皮损多为位于毛囊口的粉刺，分白头粉刺和黑头粉刺两种，在发展过程中可产生红色丘疹、脓疱、结节、脓肿、囊肿及瘢痕。

（2）皮损好发于颜面部，尤其是前额、颊部、颏部，其次为胸背部、肩部皮脂腺丰富区，对称性分布。偶尔也发生在其他部位。

▶ 手诊

（1）肺二区颜色鲜红，说明青春痘与肺经风热有关。

（2）3线尾端纹理紊乱，并且兑位、乾位纹理紊乱，则提示病因为阳热上升，与风寒相搏，郁阻肌肤所致。

▶ 手疗

手疗部位	步骤	选穴	方法
手心	第一步	少商	擦法20次
手背	第二步	合谷	擦法20次
	第三步	商阳	擦法20次
手心	第四步	胃肠点	推法20次

▶ 养生建议

① 不要熬夜，要保证睡眠充足。生活起居不正常或熬夜易使青春痘恶化，应尽量保持心情愉快，避免焦虑烦躁。

② 每天以中性肥皂及温水洗脸2～3次，在治疗中并不需要买特别的药皂洗脸。情况比较严重时，请依照医师指示使用医院清洁皮肤的药水洗涤患部，此外应减少皮肤刺激。

▶ 教你手诊

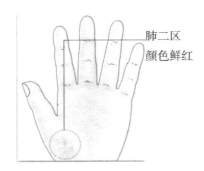

肺二区
颜色鲜红

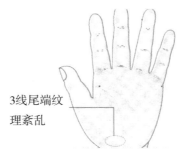

3线尾端纹
理紊乱

▶ 手疗治病

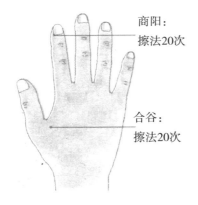

商阳：
擦法20次

合谷：
擦法20次

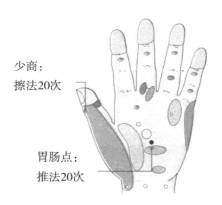

少商：
擦法20次

胃肠点：
推法20次

自我手操疗法

① 掌心向下五指散开，十指交叉使用
指力相互挤压。

② 两手掌相对，屈大拇指、食指、中
指相对，叉入对掌的小指、无名
指，中指尖用力挤压。

③ 右掌心向上，左手从右手掌背后叉
入，两掌用力挤压，右掌向前，左
掌向后。

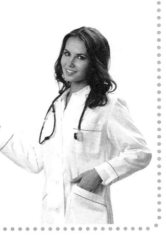

急性结膜炎

急性结膜炎是因为结膜经常与外界接触，受到外界的各种刺激和感染而引起的疾病，可有混合感染和原因不明者。常见的自觉症状有异物感、烧灼感、痒感、畏光、流泪等。结膜炎也可能与感冒和疾病伴同存在，也可由风、粉尘、烟和其他类型的空气污染、电弧、太阳灯的强紫外光和积雪反射的刺激引起。

▶ 症状

（1）结膜充血：越接近穹隆部结膜充血越明显。血管弯曲不规则，呈网状。

（2）有多量黏液或脓性分泌物，附着于睑缘，所以晨起不易睁眼。

（3）轻者有痒、灼热和异物感；重者有畏光、流泪及眼睑重垂等症。

▶ 手诊

（1）无名指下方1线上出现"岛"形纹。
（2）3线中央处出现"O"形纹。

▶ 手疗

手疗部位	步骤	选穴	方法
手背	第一步	合谷	按法20次
	第二步	二间	按法20次
	第三步	商阳	按法20次
手心	第四步	眼点	揉法20次

▶ 养生建议

① 洗手是切断红眼病传染最重要的防护措施，所以要勤洗手。

② 如果家中有红眼病患者，毛巾、香皂等日常用品一定要分开使用。

③ 在"红眼病"流行高峰期，应暂停游泳等活动，直到情况好转。

▶ 教你手诊

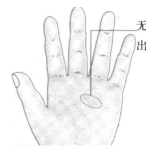

无名指下方1线上
出现"岛"形状

3线中央处出现
"O"形状

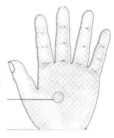

▶ 手疗治病

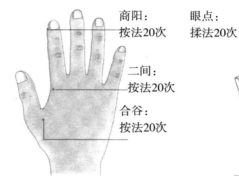

商阳：
按法20次

二间：
按法20次

合谷：
按法20次

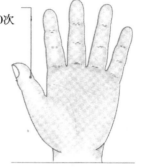

眼点：
揉法20次

自 我 手 操 疗 法

❶ 先做"二"字手势，然后迅速伸直无名指，做10次。

❷ 手平伸，手心朝外，迅速缩回大拇指、中指、无名指和小指，只留食指呈现"一"字姿势。

❸ 两拇指挤压左手小指，左手食指搭靠在中指上，右手食指勾住左手中指。保持18分钟。

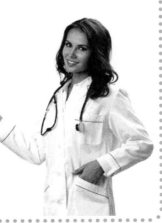

荨麻疹

荨麻疹俗称风疹块，是一种常见的过敏性疾病。根据临床诊断要点可分为寻常荨麻疹、寒冷性荨麻疹、日光性荨麻疹等。现代医学认为进食虾、蛋、奶，接触荨麻，吸入花粉、灰尘，蚊虫叮咬，寒冷刺激及药物过敏等都可引起荨麻疹的发生。

▶ 症状

临床主要表现为皮肤突然出现成块成团的风团，异常瘙痒。如发于咽喉，可致呼吸困难；发于肠胃可致恶心、呕吐、腹痛等症。

▶ 手诊

（1）9线出现点断性连续，提示具有过敏性体质。

（2）两条9线重叠在一起，形成两层，或者一条9线但很粗壮。

▶ 手疗

手疗部位	步骤	选穴	方法
手心	第一步	胃脾大肠区	摩法20次
	第二步	肺穴	揉法20次
手背	第三步	后溪	揉法20次
	第四步	合谷	揉法20次

▶ 养生建议

① 得了荨麻疹后，不要抓感染部位，也不要使用热敷。

② 含有人工添加剂的食品尽量少吃，多吃新鲜蔬菜和水果。

③ 多吃葡萄、绿茶、海带、蕃茄、芝麻、黄瓜、胡萝卜、香蕉、绿豆等碱性食物。

④ 出游时可戴口罩来预防传染。

▶ 教你手诊

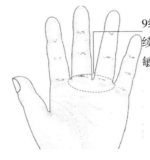

9线出现点断性连续，提示具有过敏性体质

两条9线重叠在一起，形成两层，或者一条9线但很粗壮

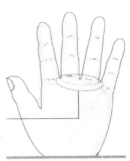

▶ 手疗治病

肺穴：
揉法20次

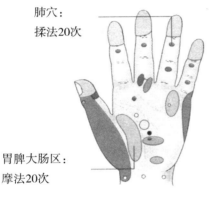

胃脾大肠区：
摩法20次

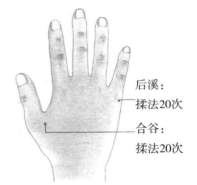

后溪：
揉法20次

合谷：
揉法20次

自 我 手 操 疗 法

① 用牙刷横向平刷手掌腕横纹内侧，左右刷30次。

② 右手掌心向外伸掌，左手保持横握以固定右手腕部，右手掌顺时针、逆时针各旋转10次。

③ 右手掌横握左手掌，两手五指均紧扣对掌手背，用力挤压。

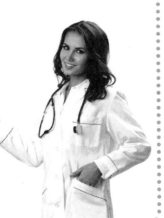

湿疹

湿疹是最常见的一种急性或慢性的炎性皮肤病，主要表现为剧烈搔痒、皮损多形性、对称分布，有渗出倾向、慢性病程、易反复发作等，任何年龄、任何部位都可能发生。湿疹的病因尚不十分清楚，一般认为与过敏或神经功能障碍等多种内外因素有关。

▶ 症状

阵发性巨痒，洗澡、饮酒、被窝过暖及精神紧张后搔痒更严重。有时影响睡眠。急性损害多形性，有复发和发展成慢性的倾向；慢性湿疹损害常为局限性，边缘较清楚，皮肤有显著浸润和变厚。

▶ 手诊

（1）9线出现点断性连续，提示具有过敏性体质。
（2）两条9线重叠在一起，形成两层，或者一条9线但很粗壮。

▶ 手疗

手疗部位	步骤	选穴	方法
手背	第一步	合谷	按法20次
	第二步	二间	按法20次
手侧	第三步	肝胆穴	按法20次
	第四步	心肺穴	按法20次

▶ 养生建议

① 避免任何形式的局部刺激，如搔抓、肥皂热水洗、用力揩擦及不适当的治疗等。

② 忌食刺激性食物，如酒和辛辣食品等。

③ 在急性发作期，不可作预防接种，婴儿患有湿疹时不能种牛痘。

▶ **教你手诊**

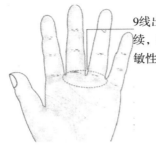

9线出现点断性连续，提示具有过敏性体质

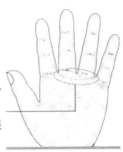

两条9线重叠在一起，形成两层，或者一条9线但很粗壮

▶ **手疗治病**

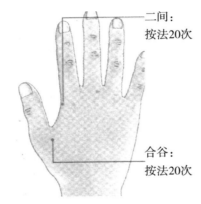

二间：
按法20次

合谷：
按法20次

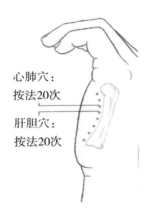

心肺穴：
按法20次

肝胆穴：
按法20次

自 我 手 操 疗 法

❶ 右手直握左手横掌，用右手四指紧扣左手横掌背面进行点按。

❷ 右手掌横握左手掌，两手五指均紧扣对掌手背，用力挤压。

❸ 右手掌心向下，小指内收，左手俯置于右手掌面之上，压住右手手背，挤压右手小指。

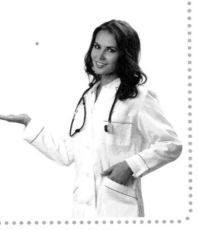

青光眼

青光眼是一种眼科疑难病，种类很多，常见的分急性和慢性两类。它是一种以眼内压增高且伴有角膜周围充血、瞳孔散大、眼压升高、视力急剧减退、头痛、恶心呕吐等为主要表现的眼痛。危害视力功能极大，是一种常见疾病。因瞳孔多少带有青绿色，故有此名。

症状

（1）急性充血性青光眼：视物模糊，看灯光周围有彩色圈，也叫作虹视。常常会出现眼痛、头痛，甚至恶心呕吐的症状。

（2）慢性青光眼：发病缓慢，眼压逐渐升高，眼压较高时，可有轻度头痛和眼部酸胀。青光眼晚期除了视神经乳头萎缩凹陷外，也会出现瞳孔扩大和角膜混浊。

手诊

（1）1线无名指下方出现"岛"形纹。

（2）2线过于短浅。

（3）3线中央出现圆形纹。

手疗

手疗部位	步骤	选穴	方法
手心	第一步	眼点	掐法20次
手侧	第二步	肝胆穴	揉法20次
	第三步	肾穴	揉法20次

养生建议

① 保持良好的睡眠。睡眠不安和失眠，容易引起眼压升高，诱发青光眼。老年人睡前最好洗脚，喝牛奶，以帮助入睡。尤其是眼压较高的人，更要睡好觉。

② 避免在光线暗的环境中工作或娱乐。

▶ 教你手诊

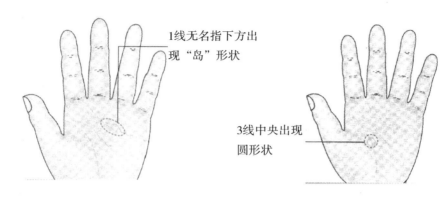

1线无名指下方出
现"岛"形状

3线中央出现
圆形状

▶ 手疗治病

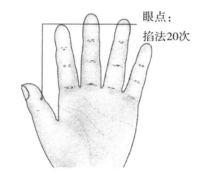

眼点:
掐法20次

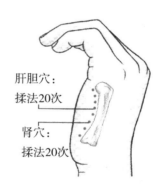

肝胆穴:
揉法20次

肾穴:
揉法20次

自 我 手 操 疗 法

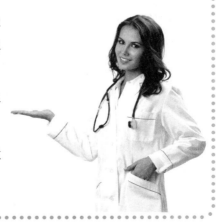

① 一手五指并拢,顶住另一掌
（直立掌）的掌心,左右摇
刺掌心皮肤。

② 上下30遍,用牙刷平刷手
心。

③ 张开五指,用木棒均匀点状
刺激食指第二节和第三节。

角膜炎

角膜炎是由病毒或细菌感染引起的角膜组织炎症，俗称上星或长翳，医学属聚星障和花翳白陷范围。如果角膜组织遭到破坏，可以形成不透明的白色瘢痕，称云翳或白斑，影响视力。角膜炎有浅层点状角膜炎及溃疡性角膜炎两种。

▶ 症状

点状角膜炎的患者会畏光、流泪、视物模糊。有不同程度的睫状充血，越靠近角膜边缘，充血现象越明显。角膜上有灰白色的细小浸润点。浸润点多能吸收，不留痕迹。

溃疡性角膜炎的患者角膜上可见灰白、带黄色的单个或多个点状、条状、片状混浊。患者有畏光、流泪、疼痛，及轻重不等的睫状充血等现象。

▶ 手诊

（1）无名指下方的1线上出现"岛"形纹，提示有眼病。

（2）2线过于短浅，易得角膜炎。

（3）无名指下的2线上出现"岛"形纹。

▶ 手疗

手疗部位	步骤	选穴	方法
手心	第一步	眼点	揉法20次
手心	第二步	眼区	摩法20次
	第三步	心一区	摩法20次
	第四步	肝区	摩法20次

▶ 养生建议

① 注意充分休息，使眼睛与新鲜空气多接触，多听轻松音乐。

② 在饮食上应该多吃含维生素及纤维素的蔬菜及水果。豆类、瘦肉、蛋类等高热量、高蛋白食品因为有利于角膜修复也可以多吃。

▶ 教你手诊

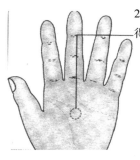

2线过于短浅，易
得角膜炎

无名指下的2线上
出现"岛"形状

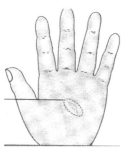

▶ 手疗治病

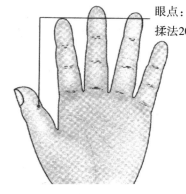

眼点：
揉法20次

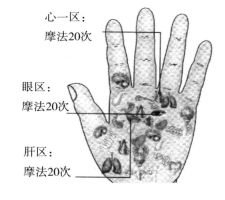

心一区：
摩法20次

眼区：
摩法20次

肝区：
摩法20次

自我手操疗法

① 一手五指并拢，顶住另一掌（直立掌）的掌心，左右摆动刺激掌心皮肤。

② 张开五指，用木棒均匀点刺激食指第二节和第三节。

③ 手平伸，手心朝外，迅速缩回大拇指、中指、无名指和小指，只留食指呈现"一"字姿势。

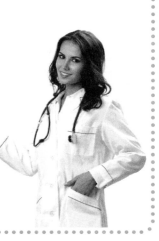

白内障

白内障是由于新陈代谢或其他原因发生晶体全部或者部分混浊，而引起视力障碍的眼病。中医属圆翳内障。

▶ 症状

（1）先天性白内障：常见于婴幼儿，生下来即有。晶状体混浊可能不是全部，也不会继续发展，对视力的影响决定于混浊的部位和程度。

（2）外伤性白内障：由于晶状体囊穿破或爆裂而引起，前者是穿孔性外伤，后者是迟钝性外伤。

（3）老年性白内障：常常是两眼进行性的视力减退。多发于年龄在45岁以上的人群，检查时看见瞳孔内有灰白色混浊，没有其他异常。

▶ 手诊

（1）无名指下方的1线上出现"岛"形纹，提示有眼病。
（2）2线过于短浅，易得白内障。
（3）无名指下的2线上出现"岛"形纹。

▶ 手疗

手疗部位	步骤	选穴	方法
手背	第一步	合谷	揉法20次
	第二步	养老	揉法20次
	第三步	关冲	揉法20次
手心	第四步	眼点	揉法20次

▶ 养生建议

① 避免过于强烈的紫外线照射。在阳光照射强烈时，出门最好佩戴防紫外线的太阳镜。

② 限制热量摄入。研究表明，过度肥胖者白内障发生率比体重正常者高出30%左右。

▶ 教你手疗

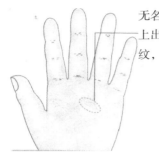

无名指下方的1线上出现"岛"形纹，提示有眼病

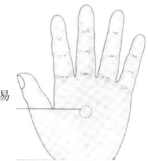

2线过于短浅，易得白内障

▶ 手疗治病

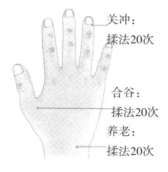

关冲：
揉法20次

合谷：
揉法20次

养老：
揉法20次

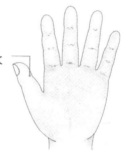

眼点：
揉法20次

自 我 手 操 疗 法

① 一手五指并拢，顶住另一掌（直立掌）左右摇摆刺激掌心皮肤。

② 左手攥拳，右手包住左手手背，右手大拇指推按左手背部皮肤。

③ 两手握拳，拳心朝下，使掌骨突起处与拳凹陷处紧压迫。

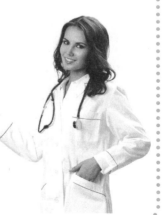

牙痛

牙痛是以牙齿及牙龈红肿疼痛为主要表现的口腔疾患。

▶ 症状

（1）根尖周炎引发的牙痛：自发性持续痛，也可向同侧头颞部放射。牙有伸长感，咀嚼时痛，垂直轻叩患牙有明显疼痛。颌下淋巴结肿、压痛。

（2）牙髓炎引起的牙痛：自发性阵发痛，并可向同侧头、面部放射，夜间疼痛尤其厉害，在急性期时不能指出病牙部位。冷热刺激会加剧疼痛。轻叩病牙可有疼痛感。

（3）牙周炎引起的牙痛：牙龈红肿、溢脓、出血。牙松动无力。

（4）三叉神经痛引发的牙痛：阵发性疼痛如电刺、刀割、针刺感，持续时间较短，10秒至1分钟。

▶ 手诊

（1）拇指指甲前见红斑，提示得了牙龈炎、牙髓炎或龋齿。

（2）食指第二指节过粗。

▶ 手疗

手疗部位	步骤	选穴	方法
手背	第一步	止痛点	掐法20次
	第二步	感冒点	掐法20次
手侧	第三步	肾穴	擦法20次
	第四步	心肺穴	擦法20次

▶ 养生建议

本病患者在平时要注意口腔卫生，比如要早晚刷牙、饭后漱口，睡前不吃甜食、少吃辛辣等刺激性食物等。

▶ 教你手诊

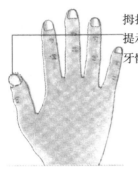

拇指指甲前见红斑，
提示得了牙龈炎、
牙髓炎或龋齿

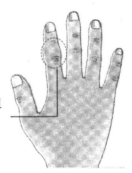

食指第二指节过粗

▶ 手疗治病

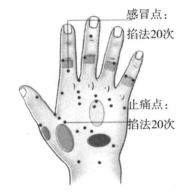

感冒点：
掐法20次

止痛点：
掐法20次

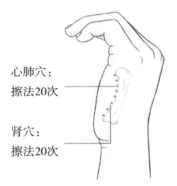

心肺穴：
擦法20次

肾穴：
擦法20次

自 我 手 操 疗 法

① 五指相对来说，各以指尖
直对，对齐挤压形成最大
角度。

② 右手空心握拳，微屈五指，
大拇部与无名指指尖相掐。

③ 左手空心握拳，微屈五指，
大拇指与中指指尖相掐。

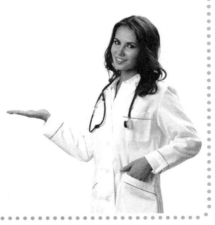

扁桃体炎

扁桃体炎，中医称为"乳蛾""喉蛾"或"莲房蛾"，是腭扁桃体的一种非特异性急性炎症，常伴有一定程度的咽黏膜及咽淋巴组织的急性炎症。根据临床表现不同，此病可分为卡他性、隐窝性及滤泡性扁桃体炎三种；就诊断和治疗而言，又可分为急性充血性扁桃体炎和急性化脓性扁桃体炎两种。本病常发生于儿童及青少年。

▶ 症状

起病急、恶寒、高热、体温可达39～40℃，尤其是幼儿可因高热而抽搐、呕吐或昏睡、食欲不振、便秘及全身酸困等。咽痛明显，吞咽时尤甚，剧烈者可放射至耳部，幼儿常因不能吞咽而哭闹不安。儿童若因扁桃体肥大影响呼吸时可妨碍其睡眠，夜间常惊醒不安。

▶ 手诊

（1）无名指指甲前端出现红肿、翘变。

（2）小指甲前端处出现红变，面积大而深则表示炎症严重，反之则较轻。

▶ 手疗

手疗部位	步骤	选穴	方法
手心	第一步	少商	按法20次
手背	第二步	商阳	按法20次
手心	第三步	鱼际	按法20次
手心	第四步	肺穴	按法20次

▶ 养生建议

① 增强体育运动，提高机体的抵抗能力，冷暖注意加减衣物。

② 由于慢性扁桃体炎是一种感染病，可能会引起耳、鼻、咽喉的慢性炎症及关节炎、肾炎、风湿性心脏病等其他病症，因此必要时可做手术摘除。

▶ 教你手诊

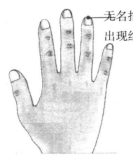

无名指指甲前端
出现红肿、翘变

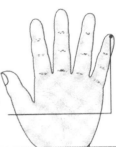

小指甲前端处出现
红变，面积大而深
则表示炎症严重，
反之则较轻

▶ 手疗治病

肺穴：
按法20次

少商：
按法20次

鱼际：
按法20次

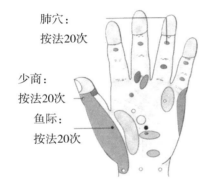

商阳：
按法20次

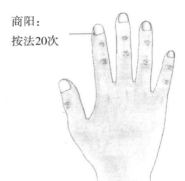

自我手操疗法

① 右手直握左手横掌，用右手
四指紧扣左手横掌背面进行
点按。

② 右手掌横握左手掌，两手五指
均紧扣对掌手背，用力挤压。

③ 右手掌心向下，小指内收，左
手俯置于右手掌面之上压住右
手手背，挤压右手小指。

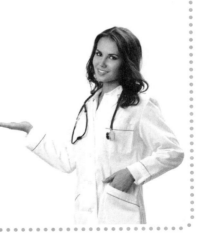

过敏性鼻炎

过敏性鼻炎又称变态反应性鼻炎，是一些特殊体质的人接触某些物质后所发生的异常反应。中医学称"鼻鼽"。据调查，其发病率是全部鼻病患者的40.5%，可发生于任何年龄，不分性别，但青年人多见，可呈常年性发作或季节性发作，或在气候突变和异气异物刺激时发作。

▶ 症状

眼睛发红发痒及流泪；鼻痒，鼻涕多，多为清水涕，感染时为脓涕；鼻腔不通气，耳闷；打喷嚏；出现黑眼圈；嗅觉下降或者消失等。

▶ 手诊

（1）有9线出现。
（2）食指和中指指缝掌面处有方形纹，提示过敏性鼻炎。

▶ 手疗

手疗部位	步骤	选穴	方法
手背	第一步	二间	揉法20次
手心	第二步	少商	揉法20次
手侧	第三步	头穴	揉法20次
	第四步	颈肩穴	揉法20次

▶ 养生建议

① 禁食以下食物：过冷食物会降低免疫力，并造成呼吸道过敏；刺激性食物，如辣椒、芥末等，容易刺激呼吸道黏膜；特殊处理或加工精制的食物；人工色素，特别是黄色五号色素（日落黄）。

② 多吃以下食物：多吃含维生素C及维生素A的食物，如菠菜、大白菜、小白菜、白萝卜等；生姜、蒜、韭菜、香菜等暖性食物；糯米、山药、大枣、莲子、薏仁、红糖和桂圆等。

▶ 教你手疗

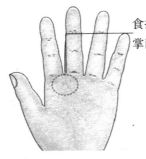

食指和中指指缝
掌面处有方形纹

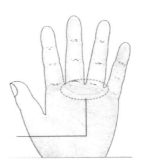

有9线出现

▶ 手疗治病

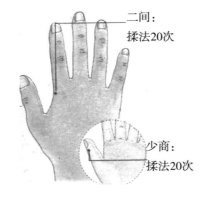

二间：
揉法20次

少商：
揉法20次

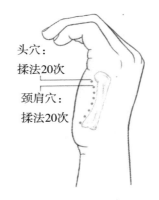

头穴：
揉法20次

颈肩穴：
揉法20次

自我手操疗法

① 右手直握左手横掌，用右手四指紧扣左手横掌背面进行点按。

② 右手掌横握左手掌，两手五指均扣对掌手背，用力挤压。

③ 右手掌心向下，小指内收，左手俯置于右手掌面之上，压住右手手背，挤压右手小指。

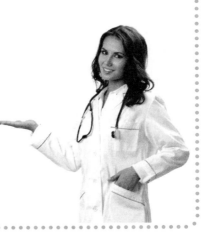

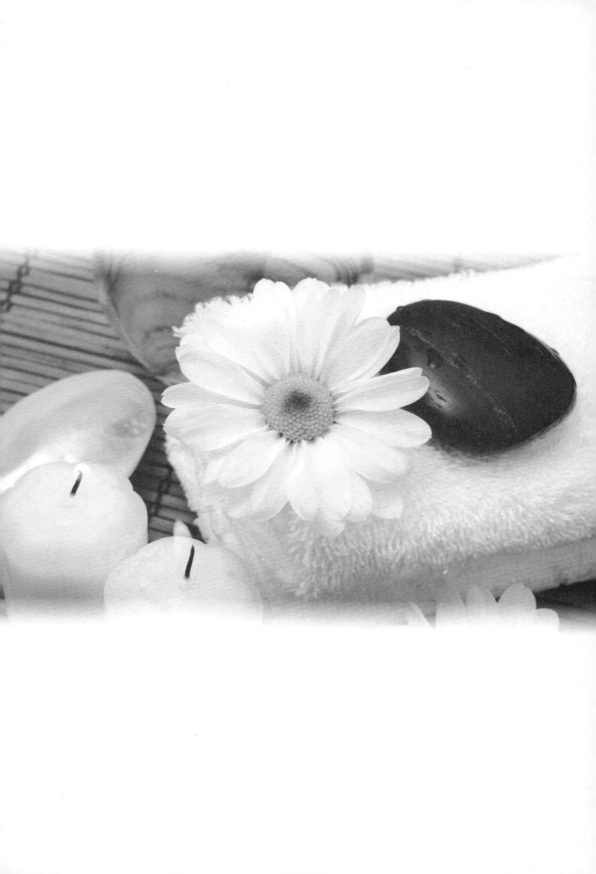

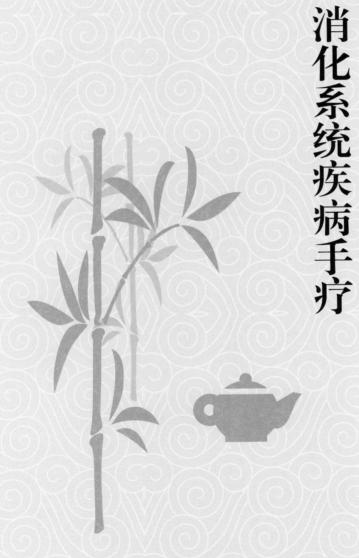

第五章

消化系统疾病手疗

慢性腹泻

腹泻是消化系统疾病中的一种常见症状，是指排便次数增多，大便稀薄，含水量增加，有时脂肪增多，伴有不消化物，或含有脓血。

▶ 症状

临床症状常见腹痛腹鸣，便意频繁，里急后重，便后痛减，腹闷纳呆，胸胁胀闷等。

▶ 手诊

（1）小鱼际发黑，为受寒邪，侵袭脾胃所致；若掌心发热潮红，则为宿食内停，积于肠胃所致。

（2）6线呈弓形横跨2线和3线之间，表示饮食不节导致胃肠消化吸收失常。3线内侧出现一条紧贴的平行稍长副线，提示慢性结肠炎史，只要一吃凉的食物就拉肚子。

▶ 手疗

手疗部位	步骤	选穴	方法
手心	第一步	神经性胃肠区	摩法15次
	第二步	胃脾大肠区	摩法20次
	第三步	胃二区	摩法20次
手背	第四步	脾一区	摩法20次

▶ 养生建议

① 注意饮用水卫生。饮用水煮沸后用，可杀灭致病微生物。

② 讲究食品卫生。食物要生熟分开，避免交叉污染。

③ 注意手的卫生。饭前、便后要勤洗手。

④ 清洁环境，灭蝇、灭蟑。

▶ 教你手诊

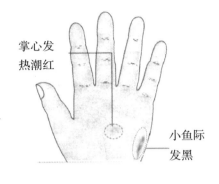

掌心发
热潮红

小鱼际
发黑

3线内侧出现一条
平行稍长副线

6线呈弓形横跨
2线和3线之间

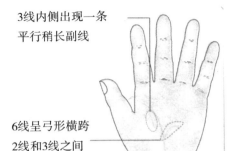

▶ 手疗治病

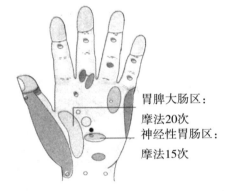

胃脾大肠区：
摩法20次
神经性胃肠区：
摩法15次

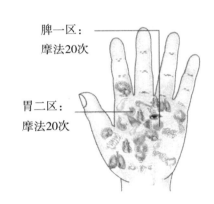

脾一区：
摩法20次

胃二区：
摩法20次

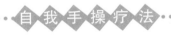

自 我 手 操 疗 法

① 两手手背挤住圆球，使圆球在两
手背皮肤之间滚动。

② 左手攥拳，右手包住左手手背，
右手拇指推按左手背部皮肤。

③ 张开五指，用木棒均匀地点状刺
激食指第二节和第三节。

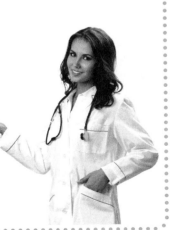

肠炎

肠炎按病程长短不同，分为急性和慢性两类。肠炎极为普遍，全世界每年发病30亿~50亿人次，尤以发展中国家发病率和病死率为高，特别是儿童。根据世界卫生组织统计，在发展中国家，感染性腹泻是儿童发病率最高的传染病，仅在亚、非、拉地区，每年就要夺去约460万婴幼儿的生命。

▶ 症状

（1）消化道症状：恶心、呕吐、腹痛、腹泻是本病的主要症状。

（2）全身症状：一般全身的症状轻微，严重患者有发热、脱水、酸中毒、休克等症状。

（3）体征方面：早期或轻病例可无任何体征。查体时可有上腹部或脐周有轻压痛、肠鸣音常明显亢进，一般患者的病程较短，数天内可好转自愈。

▶ 手诊

（1）十指甲面有紫色纵线纹，提示大肠病变信号。

（2）若金星丘处发青黑色，提示为近几天腹泻。

（3）3线靠大拇指内侧有细长"岛"纹样副线，提示慢性肠炎腹泻。

▶ 手疗

手疗部位	步骤	选穴	方法
手心	第一步	肝胆穴区	擦法20次
	第二步	肾穴	捻法15次
	第三步	胃肠点	捻法15次
手背	第四步	关冲	捻法15次

▶ 教你手诊

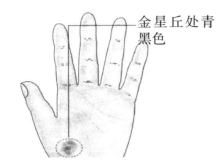

金星丘处青
黑色

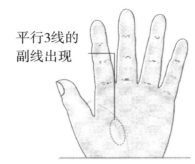

平行3线的
副线出现

▶ 手疗治病

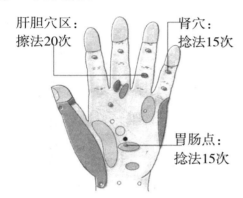

肝胆穴区：
擦法20次

肾穴：
捻法15次

胃肠点：
捻法15次

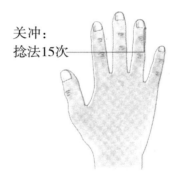

关冲：
捻法15次

· 自 我 手 操 疗 法 ·

① 两掌相对，十指指尖相对，
两掌中心空间如球状。

② 用左手中指与无名指的间缝
夹紧右手中指，用力地缓慢
进行拔伸。

③ 用右手拇指和食指呈旋转状
地捻按左手中指。

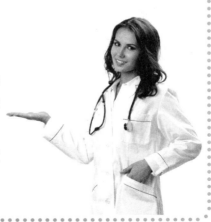

肝硬化

肝硬化是一种常见的，由不同病因引起的慢性、进行性、弥漫性肝病。多数可维持多年而不发展，少数则逐步或迅速恶化发展成晚期肝硬变。

▶ 症状

患者的一般症状为健康减退、易感疲劳、食欲不振、恶心、呕吐、腹胀、上腹不适或隐痛。肝、脾大，肝质地较硬。随病情进展，肝脏功能减退，丧失代谢能力。出现门静脉高压、脾功能亢进，胃底静脉曲张、免疫功能异常，内分泌失调。

▶ 手诊

（1）3线只走到全程的一半。短而变色的4线出现在掌中央，表明病情严重。

（2）食指下的巽位出现"方"形纹，提示肝硬化进一步严重。

▶ 手疗

手疗部位	步骤	选穴	方法
手心	第一步	肝胆穴区	摩法20次
	第二步	劳宫穴	摩法20次
手心	第三步	肝穴	摩法20次

▶ 养生建议

① 治疗肝硬化必须有充足的蛋白质，以保护肝细胞，并修复与再生肝细胞。

② 每日供给适量高碳水化合物，可防止毒素对肝细胞的损害。

③ 肝硬化患者应食用细软易消化的半流质食物，并实行少量多餐的原则。

▶ 教你手诊

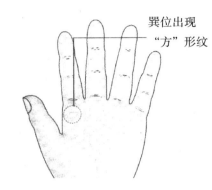

巽位出现
"方"形纹

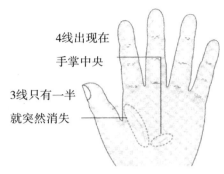

4线出现在
手掌中央

3线只有一半
就突然消失

▶ 手疗治病

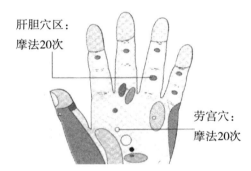

肝胆穴区：
摩法20次

劳宫穴：
摩法20次

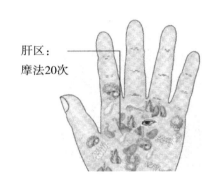

肝区：
摩法20次

自 我 手 操 疗 法

❶ 先伸出食指，然后突然伸
出中指与食指并拢，呈现
"二"字姿势。

❷ 五指微屈，呈空心握拳状，
拇指对挤食指。

❸ 右手拇指和食指捻按左手食
指第一指关节。

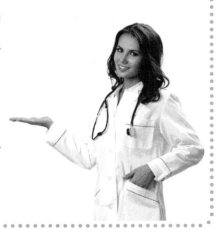

痔疮

痔疮是直肠末端黏膜下和肛管皮下的静脉丛发生扩张、曲张所形成的静脉团，成年人多见。由痔疮发生的部位不同，可分为内痔、外痔和混合痔。除了部位不同外，其原因和治法均相同。

▶ 症状

外痔一般无明显症状，只有长期站立或行走后才有异物感或发胀感。内痔一般不引起任何不适感，主要症状为出血，早期便后有少量出血。

▶ 手诊

（1）3线内侧有向下的羽毛状分支，提示痔疮信号。

（2）3线上有细长的"岛"形纹，提示痔疮信号。

▶ 手疗

手疗部位	步骤	选穴	方法
手背	第一步	会阴穴	揉法20次
手心	第二步	大肠穴	揉法20次
	第三步	胃脾大肠区	揉法20次

▶ 养生建议

日常饮食中要多吃新鲜蔬菜、水果等富含纤维素和维生素的食物，少吃辛辣刺激性食物对顽固性便秘应尽早到医院诊治，治疗原发病，切不可长期服用泻药或采用经常灌肠的办法，以免直肠黏膜感觉迟钝，排便反应迟钝，加重便秘，反使痔疮发生。

▶ 教你手诊

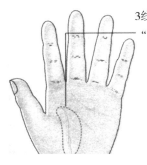

3线上有细长的
"岛"形纹

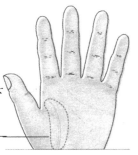

3线内侧有向下
的羽毛状分支

▶ 手疗治病

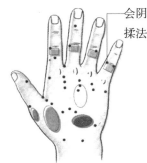

会阴穴：
揉法20次

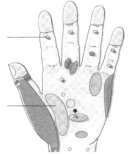

大肠穴：
揉法20次

胃脾大肠区：
揉法20次

自我手操疗法

① 右手掌心向上，用左手指叉入右手
五指缝中随意按压。

② 右手掌握左手，右手四指尖端点
按左手背皮肤，同时左手掌竭力
外抗。

③ 右手掌放在左手掌中，左手四指内
收与拇指一起挤压右手手掌，同时
右手掌则用力对抗。

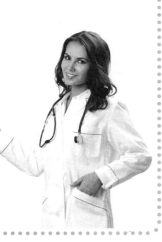

慢性胃炎

慢性胃炎是胃黏膜上皮遭到各种致病因子的长期侵袭而发生的持续性、慢性炎症，由于黏膜的再生改造，最后导致胃腺体萎缩，并可伴有肠上皮化生及不典型增生的癌前组织学病变。

▶ 症状

不少患者无明显症状出现。一般的常见症状为进食后上腹部不适或疼痛，亦可表现为无规律的阵发性或持续性上腹部疼痛。必要时可通过胃镜结合胃黏膜活检确诊。

▶ 手诊

（1）指甲上可出现暗淡白斑。患者多为乌骨型手，指甲脆弱易裂，没有光泽。

（2）胃一区有固定局限性黑色斑块，按压可产生胀痛。肝区青暗不润，有的凹陷无肉，青筋浮起；肾区暗淡无光。

（3）明堂发暗，艮位纹理散乱，皮肤粗糙，有椭圆形暗色呈现。

（4）3线呈锁链状，4线中断不连续。

▶ 手疗

手疗部位	步骤	选穴	方法
手心	第一步	肠胃点	点法20次
	第二步	肝胆穴区	擦法20次
	第三步	劳宫穴	揉法20次
手背	第四步	合谷穴	按法20次

▶ 养生建议

① 宜节，饮食应有节律，切忌暴饮暴食及食无定时。

② 宜洁，注意饮食卫生，杜绝外界微生物对胃黏膜的侵害。

③ 宜细，尽量做到进食较精细易消化、富有营养的食物。

▶ 教你手诊

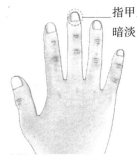

指甲上出现暗淡白斑

4线中断不连续

3线呈锁链状

▶ 手疗治病

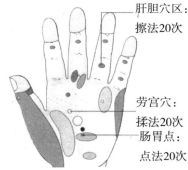

肝胆穴区：
擦法20次

劳宫穴：
揉法20次
肠胃点：
点法20次

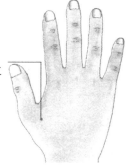

合谷穴：
按法20次

自我手操疗法

① 用牙刷横向平刷手掌腕横纹内侧，左右刷30次。

② 两手拇指相抵，右食指勾住左中指，右中指勾左无名指，右小指压住左小指。

③ 左手五指套住右手拇指根部，呈离心方向用力地缓慢拔伸。

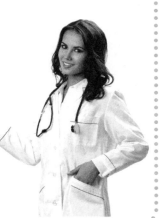

胃、十二指肠溃疡

十二指肠溃疡是消化道的常见病，一般认为是由于大脑皮质接受外界的不良刺激后，导致胃和十二指肠壁血管和肌肉发生痉挛，使胃肠壁细胞营养发生障碍和胃肠黏膜的抵抗力降低，致使胃肠黏膜易受胃液消化而形成溃疡。

▶ 症状

（1）柏油样便和呕血。呕血多指十二指肠以上消化道出血，而柏油样便在消化道任何部位均可出现，但有呕血者必然有柏油样便。

（2）休克。失血过多时，出现休克，面色苍白、口渴、脉搏细快。

（3）贫血。大量出血，血红蛋白、红细胞计数和红细胞比容均下降。

▶ 手诊

（1）1线走行食指和中指的指缝，2线突然如书法折锋下行，提示长期消化功能差。

（2）3线中央有几个"岛"形纹相连，震位有"井"字纹，提示十二指肠溃疡信号。

▶ 手疗

手疗部位	步骤	选穴	方法
手背	第一步	胸腹区	擦法20次
	第二步	前头点	掐法20次
手心	第三步	胃肠点	掐法20次

▶ 教你手疗

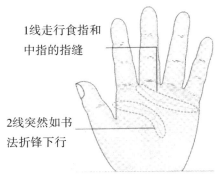

1线走行食指和
中指的指缝

2线突然如书
法折锋下行

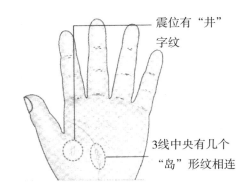

震位有"井"
字纹

3线中央有几个
"岛"形纹相连

▶ 手疗治病

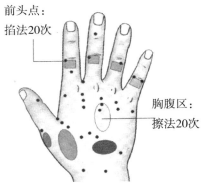

前头点：
掐法20次

胸腹区：
擦法20次

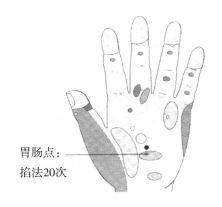

胃肠点：
掐法20次

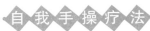
自 我 手 操 疗 法

① 把圆球放在手心，用五指指
力使其旋转但不相互接触。

② 把手表或松紧带戴在手掌
上，使手伸缩带动手表或松
紧带伸缩。

③ 两掌相对中心空如球状，十
指指尖用力相抵。

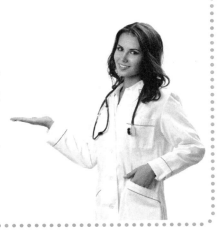

胃下垂

胃下垂是指胃体下降至生理最低线以下位置的病症，主要是由于长期饮食失节或劳倦过度，致中气下降、胃气升降失常所致，病人感到腹胀、恶心、嗳气、胃痛，偶有便秘、腹泻，或交替性腹泻以及便秘。

▶ 症状

轻度胃下垂者一般无症状；胃下垂明显者有上腹不适，饱胀，饭后明显，伴有恶心、嗳气、厌食、便秘等，有时腹部有深部隐痛感，常于餐后、站立及劳累后加重。长期胃下垂者常有消瘦、乏力、站立性昏厥、低血压、心悸、失眠、头痛等症状。

▶ 手诊

（1）中指指甲有黑乌色纵线纹，甲根皮肤变皱，提示胃下垂病较重。

（2）1线在无名指或中指下有下行弧走，使手掌碱区增大，提示胃下垂病。

（3）5线末顶端如羽毛球拍样长竖"岛"纹出现，提示胃下垂。

▶ 手疗

手疗部位	步骤	选穴	方法
手心	第一步	胃肠点	点法20次
	第二步	胃脾大肠区	揉法20次
手背	第三步	关冲	按法20次
	第四步	商阳	按法20次

▶ 教你手疗

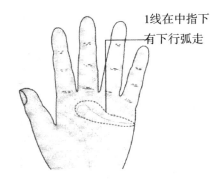

1线在中指下
有下行弧走

5线出现"岛"
形纹

▶ 手疗治病

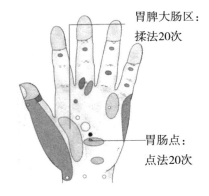

胃脾大肠区：
揉法20次

胃肠点：
点法20次

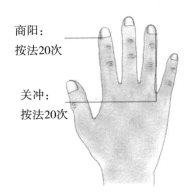

商阳：
按法20次

关冲：
按法20次

自我手操疗法

① 右手掌心向外伸掌，左手保持横握
固定右手腕部，右手掌顺时针、逆
时针旋转各10次。

② 右手拇指，食指揪捏左手小指掌骨
延伸线直至腕横纹处的皮肤。

③ 两手掌心向上，掌根相抵，两手前
后相互摩擦，不限次数。

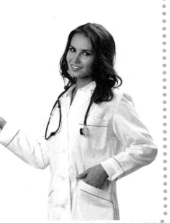

胆结石

胆结石是胆管内形成的凝结物，是临床最常见的消化系统疾病之一。临床表现主要包括发作性腹痛、急性炎症，如果结石进入胆总管后可出现下列并发症：黄疸、胆管炎和胰腺炎等。

▶ 症状

（1）反复发作期可出现多种肝功能异常，间歇期碱性磷酸酶上升；久病不愈可致肝叶分段发生萎缩和肝纤维化。

（2）腹痛、黄疸、发热是主症，但很少发生典型的剧烈绞痛。

▶ 手诊

（1）无名指指甲出现了褐色的纵线，提示应积极防治胆结石病的发生。

（2）巽位纹理紊乱呈网状，有"十"字纹、"井"字纹或"田"字纹。胆二区有"米"字纹。提示除患胆结石外，还有严重的失眠。

▶ 手疗

手疗部位	步骤	选穴	方法
手心	第一步	肝胆穴区	擦法20次
	第二步	肾穴	点法20次
	第三步	神门	点法20次
手侧	第四步	肝胆穴	点法20次

▶ 养生建议

① 定时进餐，促进胆汁的排出和更新，养成良好的习惯，饮食要规律，特别是要按时吃早饭。

② 饮食结构不要太单一，要荤素菜搭配、粗细粮混吃，适当调节，进食量也要符合生理特点，多吃新鲜的蔬菜和水果。

③ 积极参加体育活动，增强内脏功能，防止胆汁淤滞而形成结石。

教你手诊

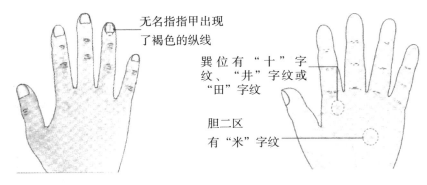

无名指指甲出现了褐色的纵线

巽位有"十"字纹、"井"字纹或"田"字纹

胆二区有"米"字纹

手疗治病

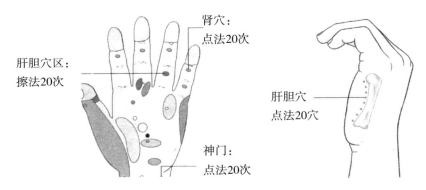

肝胆穴区：擦法20次

肾穴：点法20次

神门：点法20次

肝胆穴
点法20穴

自我手操疗法

① 右手五指套住左手食指根部，呈离心方向用力缓慢拔伸。

② 一手拇指及食指捻按另一手的食指掌根部。

③ 一手拇指及食指捻按另一手的食指指尖部。

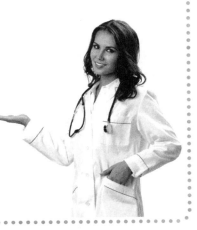

消化道溃疡

消化道溃疡是指与含有酸和胃蛋白酶的胃液接触的消化道组织所产生的慢性溃疡。

▶ 症状

本病症状的主要特点是：慢性、周期性和节律性中上腹疼痛，除此之外，有唾液分泌增多、胃灼热、反胃、嗳酸、嗳气、恶心、呕吐等其他胃肠道症状。食欲多保持正常，但偶可因食后疼痛发作而惧食，以致体重减轻。全身症状可有失眠等神经官能症的表现，或有缓脉、多汗等自主神经系统不平衡的症状。

▶ 手诊

（1）2线平直，有分裂，不圆滑。

（2）震位有"米"字纹与长叶状小"岛"形纹，有红色斑点。

▶ 手疗

手疗部位	步骤	选穴	方法
手侧	第一步	脾胃穴	推法20次
手背	第二步	前头点	推法20次
	第三步	胸腹区	推法20次

▶ 养生建议

①忌精神紧张：长期抑郁、焦虑或精神创伤后，易患溃疡病。

②忌过度疲劳：如果疲劳过度，就会引起胃肠供血不足，胃酸过多而黏液减少，使黏膜受到损害。

③忌酗酒无度：酒精本身可直接损害胃黏膜，酒精还能引起肝硬化和慢性胰腺炎，会加重胃的损伤。

④忌嗜烟成癖：吸烟能刺激胃酸和蛋白酶的分泌，加重对黏膜的破坏。

▶ 教你手诊

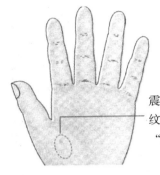

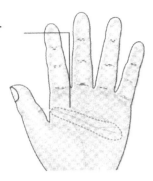

2线平直，有分裂，不圆滑

震位有"米"字纹与长叶状小"岛"形纹

▶ 手疗治病

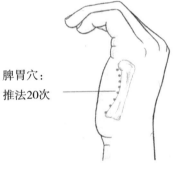

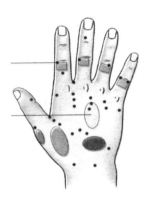

脾胃穴：推法20次

前头点：推法20次

胸腹区：推法20次

自 我 手 操 疗 法

① 两掌均匀用力对抗挤压。

② 左手掌心向上，五指散开，右手掌从后面叉入左手五指缝中，手指内收用力点按左手。

③ 右手掌心向下，左手指叉入右手五指缝中用力挤压。

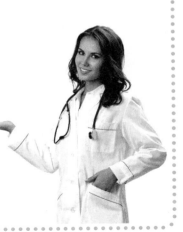

胆囊炎

急性胆囊炎由化学性刺激和细菌感染引起；慢性胆囊炎指胆囊慢性炎症性病变，时隐时现，病程可长达数年乃至十余年。少数患者可出现胆绞痛和急性发作。

▶ 症状

急性胆囊炎主要表现为突然右上腹疼痛、发热、发冷、恶心、呕吐，有的还出现黄疸，易出现休克症状。慢性胆囊炎临床表现一般不明显，可出现轻重不一的腹胀，上腹部或右上腹部不适，持续钝痛或右肩胛区疼痛，胃部灼热、嗳气、反酸等消化不良症状。在进食油脂类食物后，症状可加剧。

▶ 手诊

（1）胆二区有白里透着红色或暗黄色的斑点。

（2）胆一区纹理紊乱，呈网状，有"十"字纹或是"井"字纹。

▶ 手疗

手疗部位	步骤	选穴	方法
手心	第一步	肝胆穴区	摩法20次
手背	第二步	关冲	揉法20次
手心	第三步	大陵	揉法20次
手背	第四步	腕骨	揉法20次

▶ 养生建议

① 急性发作胆绞痛时应予禁食，可由静脉补充营养。

② 提供丰富的维生素，尤其是维生素A、维生素C以及维生素E等。

③ 食用适量膳食纤维，可刺激肠蠕动，预防胆囊炎发作。

④ 少量多餐，可反复刺激胆囊收缩，促进胆汁排出，达到引流目的。

⑤ 合理烹调，宜采用煮、软烧、卤、蒸、烩、炖、焖等烹调方法，忌用熘、炸、煎等烹调方法。高温油脂中，含有丙烯醛等裂解产物，可刺激胆道，引起胆道痉挛急性发作。

► 教你手诊

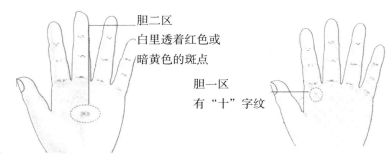

胆二区
白里透着红色或
暗黄色的斑点

胆一区
有"十"字纹

► 手疗治病

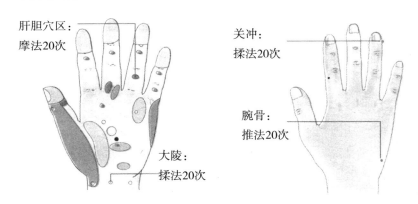

肝胆穴区：
摩法20次

大陵：
揉法20次

关冲：
揉法20次

腕骨：
推法20次

自 我 手 操 疗 法

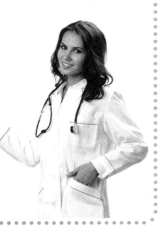

① 手平伸手心朝外，迅速缩回大拇
指、中指、无名指和小指，只留食
指呈现"一"字姿势。

② 先做"二"字手势，然后迅速伸直
无名指，做10次。

③ 中指外搭在食指背上，由上向下极
力按压。

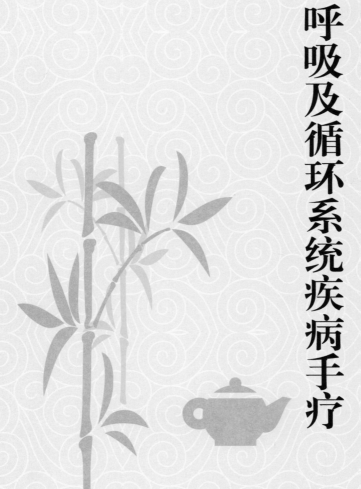

第六章 呼吸及循环系统疾病手疗

肺炎球菌性肺炎

肺炎球菌性肺炎是肺炎链球菌引起的急性肺泡性炎症。临床上以突发寒战、高热、胸痛、咳嗽为其特点。以20～40岁的青壮年患者发病较多，冬春季发病率较高。

▶ 症状

多有上呼吸道感染的前驱症状。起病多急骤，高热、寒战、全身肌肉酸痛，体温通常在数小时内升至39～40℃，高峰在下午或傍晚，脉率随之增速。患侧胸痛，可放射至肩部或腹部；咳嗽或深呼吸时加剧；痰少，可带血或呈铁锈色，偶有恶心、腹痛或腹泻，可被误诊为急腹症。

▶ 手诊

（1）3线起始处靠近大拇指下有干扰线切过，提示肺炎信号。

（2）无名指与中指的交界处有一"井"字纹，3线中央部位有狭长"岛"纹，提示这种肺炎是一种急性肺泡性炎症。

▶ 手疗

手疗部位	步骤	选穴	方法
手心	第一步	肺穴	捻法15次
	第二步	咳喘点	掐法20次
	第三步	少商	揉法15次
手背	第四步	阳溪	揉法15次

▶ 养生建议

肺炎患者饮食治疗的目的是为了提高机体的抵抗力，防止病情恶化。患者因高热体力消耗严重，因此，必须供给患者充足的营养，特别是热量和优质蛋白质，以补充机体的消耗。酸碱失衡是肺炎的常见症状，应多吃新鲜蔬菜或水果，以补充矿物质，有助于纠正水、电解质紊乱。还可给予含铁丰富的食物，如动物内脏、蛋黄等；含铜丰富的食物，如动物肝、芝麻酱等；也可给予虾皮、奶制品等高钙食物。

▶ **教你手诊**

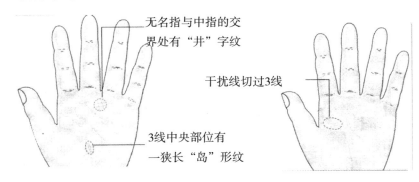

无名指与中指的交界处有"井"字纹

干扰线切过3线

3线中央部位有一狭长"岛"形纹

▶ **手疗治病**

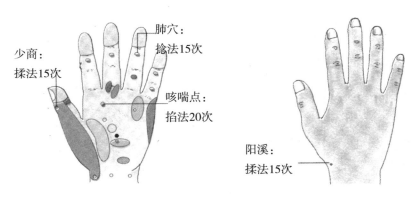

肺穴：捻法15次

少商：揉法15次

咳喘点：掐法20次

阳溪：揉法15次

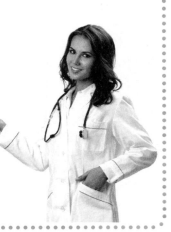

◈◈◈ **自我手操疗法** ◈◈◈

① 以一手的拇指及食指呈螺旋状捻按另一手的无名指，从根部移动到顶端。

② 伸出中指与食指并拢，然后突然伸开食指，表现为"V"字手势。

③ 伸掌，中指向大拇指弯缩，食指、无名指及小指仍伸直。

冠心病

冠心病是冠状动脉粥样硬化性心脏病的简称，是指其导致心肌缺血、缺氧而引起的心脏病。为冠状动脉硬化导致器官病变的最常见类型。

▶ 症状

（1）心绞痛型：表现为胸骨后的压榨感、闷胀感，伴随明显的焦虑，持续3~5分钟，常发散到左侧臂部、肩部、咽喉部、背部和右臂。

（2）心肌梗死型：梗死发生前一周常有前驱症状，如静息和轻微体力活动时发作的心绞痛，伴有明显的不适和疲惫。

（3）无症状性心肌缺血型：很多患者有广泛的冠状动脉阻塞却没有感到过心绞痛，甚至有些患者在心肌梗死时也没有感到心绞痛。

▶ 手诊

（1）明堂处出现独立的"△"形纹，说明患有冠心病，而且正向严重的方向发展。

（2）3线尾端出现"△"形纹，提示心肌缺血，要预防隐性冠心病。

▶ 手疗

手疗部位	步骤	选穴	方法
手心	第一步	心悸点	掐法15次
	第二步	劳宫点	揉法20次
	第三步	心穴	点法15次
手背	第四步	急救点	掐法20次

▶ 教你手诊

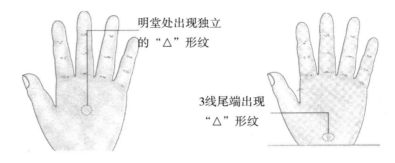

明堂处出现独立
的"△"形纹

3线尾端出现
"△"形纹

▶ 手疗治病

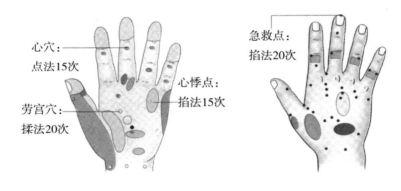

心穴：
点法15次

劳宫穴：
揉法20次

心悸点：
掐法15次

急救点：
掐法20次

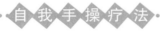
自 我 手 操 疗 法

① 把木棒夹在两小指尖端之间，以指
力挤压。

② 把一根木棒放在两中指尖端用力夹
住，同时两手拇指相互抵住，两手
食指内收。

③ 右手掌握左手掌，压住左手内收
其小指，左手三指搭按在右手手
背上。

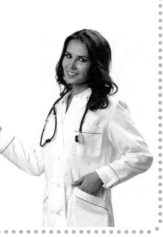

贫血

贫血为循环血液单位容积内，血红蛋白低于正常值下限。国内诊断贫血的血红蛋白标准为：成人男性低于12克/分升，成年女性低于11克/分升，孕妇低于10克/分升。

▶ 症状

临床常见患者皮肤苍白和面色无光，呼吸急促、心跳加快、食欲不振、腹泻、闭经、性欲减退等症状。

▶ 手诊

（1）掌心色白，手掌皮肤皱纹处淡白无光，眼区和肾区颜色偏白，青筋浮现。肝区则有淡青之色，郁结不散。

（2）2线末端有分叉，且成"八"字形，提示贫血信号。

▶ 手疗

手疗部位	步骤	选穴	方法
手心	第一步	神门	擦法15次
手侧	第二步	脾胃穴	擦法15次
	第三步	肾穴	擦法15次

▶ 养生建议

饮食营养要合理，食物必须多样化，食谱要广，不应偏食，否则会因某种营养素的缺乏而引起贫血。饮食应有规律、有节制、严禁暴饮暴食。多食含铁丰富的食物。如猪肝、猪血、瘦肉、奶制品、豆类、大米、苹果、绿叶蔬菜等。多饮茶能补充叶酸、维生素B_{12}，有利于巨幼细胞性贫血的治疗。但缺铁性贫血则不宜饮茶，因为饮茶不利于人体对铁剂的吸收，适当补充酸性食物则有利于铁剂的吸收。忌食辛辣、生冷不易消化的食物。

▶ 教你手诊

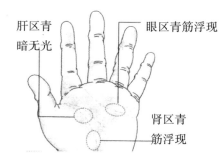

肝区青
暗无光

眼区青筋浮现

肾区青
筋浮现

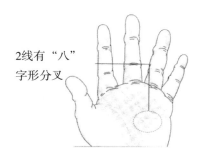

2线有"八"
字形分叉

▶ 手疗治病

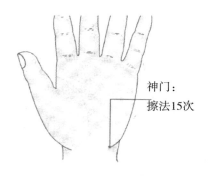

神门：
擦法15次

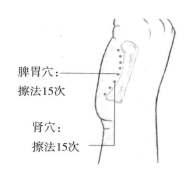

脾胃穴：
擦法15次

肾穴：
擦法15次

自我手操疗法

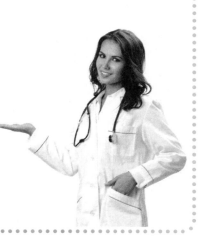

1 伸掌，五指散开，用木棒均匀点状用力刺激手掌心。

2 上下30遍，用牙刷平刷手心。

3 把圆球置于手掌中心，五指张开，用五指根出力进行旋转，顺时针、逆时针各10次。

> 流行性感冒是流感病毒引起的急性呼吸道感染，也是一种传染性强、传播速度快的疾病。其主要通过空气中的飞沫、人与人之间的接触或与被污染物品的接触传播。

▶ **症状**

病情较轻时干咳、流鼻涕；病情较重时呼吸困难、胸闷或咳嗽。每次发作历时数十分钟或数小时。

▶ **手诊**

（1）手掌笼罩着一层暗灰色，各处一层暗灰色，各处青筋浮现，光泽度差，鼻区发青，气管部位有微凸，色白或灰暗。肺区暗淡或青筋凸起。

（2）震位表层青暗，青筋浮起，触之不平。

（3）3线靠近掌心处有众多胚芽毛状纹，提示此种人怕冷，容易感冒。

▶ **手疗**

手疗部位	步骤	选穴	方法
手心	第一步	太渊	按法15次
	第二步	列缺	掐法15次
手心	第三步	肺穴	摩法20次
	第四步	呼吸器官区	摩法30次

▶ **养生建议**

① 禁吃咸食：食用咸食后易使致病部位黏膜收缩，加重鼻塞、咽喉不适等症状，而且过咸的食物容易生痰，刺激局部引起咳嗽加剧。

② 禁食甜、腻食物：甜味能助湿，而油腻食物不易消化，故感冒患者应忌食各类糖果、饮料、肥肉等。

③ 禁食辛热食物：辛热食物易伤气灼津，助火生痰，使痰不易咳出，故感冒患者不宜食用，尤其葱一定要少吃。

▶ 教你手诊

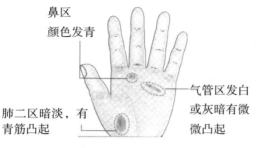

鼻区
颜色发青

气管区发白
或灰暗有微
微凸起

肺二区暗淡，有
青筋凸起

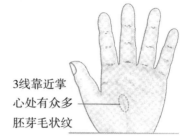

3线靠近掌
心处有众多
胚芽毛状纹

▶ 手疗治病

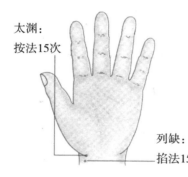

太渊：
按法15次

列缺：
掐法15次

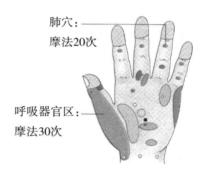

肺穴：
摩法20次

呼吸器官区：
摩法30次

自我手操疗法

❶ 微屈五指，大拇指对挤中指，两指
指尖相掐。

❷ 用一手拇指及食指捻按另一手
掌心。

❸ 右手拇、食指揪抓左手无名指根背
部皮肤。

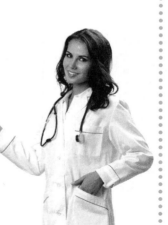

咽炎

咽炎属上呼吸道疾病，指咽部黏膜和淋巴组织的炎性病变。根据发病的时间和症状的不同，可分为急性咽炎和慢性咽炎。

▶ 症状

主要症状为咽痛咽痒、吞咽困难、发热、声音嘶哑。轻者声音低、毛糙；重者则失音。成年人以咽部症状为主，病初咽部有干痒、灼热、渐有疼痛，吞咽时加重，唾液增多，咽侧受累则有明显的耳痛。体弱成人或小儿，则全身症状显著，有发热怕冷、头痛、食欲不振、四肢酸痛等。

▶ 手诊

（1）离位有一条与1线平行的6线，颜色多偏红。

（2）离位的6线，上有"米"字纹、"十"字纹或"井"字纹。咽喉区有"井"字纹、凸起的黄色斑点或青暗色斑。

▶ 手疗

手疗部位	步骤	选穴	方法
手心	第一步	少商	推法20次
	第二步	胸腔反射区	摩法20次
手背	第三步	商阳	推法20次
	第四步	咽喉点	点法20次

▶ 养生建议

① 注意劳逸结合，防止受冷，急性期应卧床休息。

② 平时多饮淡盐水，吃易消化的食物，保持大便通畅。

③ 避免烟、酒及辛辣、过冷、过烫等刺激性食物。

④ 注意口腔卫生，养成饭后漱口的习惯，使病菌不易生长。

▶ 教你手诊

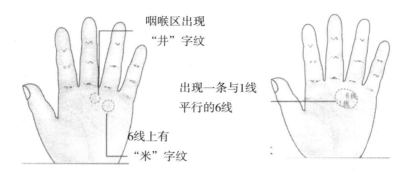

咽喉区出现
"井"字纹

出现一条与1线
平行的6线

6线上有
"米"字纹

▶ 手疗治病

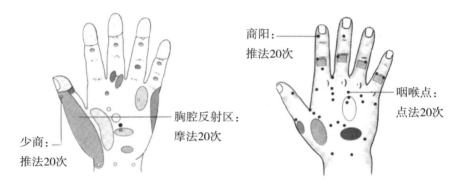

少商：
推法20次

胸腔反射区：
摩法20次

商阳：
推法20次

咽喉点：
点法20次

自我手操疗法

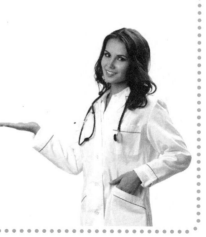

① 用木棒沿无名指尖端部向下均匀点刺，同时深呼吸。

② 掌心向里，五指散开，以木棒由上至下均匀点状用力刺激大拇指横屈纹。

③ 牙刷上下方向平刷手背合谷穴处。

低血压

低血压是指体循环动脉压力低于正常的状态。正常血压的变化范围很大，随着年龄、体质、环境因素的不同而有很大变化。低血压的诊断目前尚无统一标准，一般认为成年人肢动脉血压低于90/60mmHg 即为低血压。

▶ 症状

（1）头昏、头晕、乏力、心悸、认识功能障碍等。

（2）常于晨起出现低血压，站立时头昏眼花、腿软乏力、眩晕或昏厥，昏厥时伴有面色苍白、出汗、恶心、心率改变等。

▶ 手诊

（1）双手掌三大主线均浅之人，提示体质差，血压偏低。1线走到食指下巽位，或无名指下有两条干扰线竖切交1线，均提示血压不稳定。

（2）3线起点低，弹力又差；无名指下7线呈"井"字纹符号，均提示血压低。

▶ 手疗

手疗部位	步骤	选穴	方法
手背	第一步	中渚	揉法20次
	第二步	阳池	揉法20次
手心	第三步	神门	揉法20次
手背	第四步	升压点	掐法20次

▶ 教你手诊

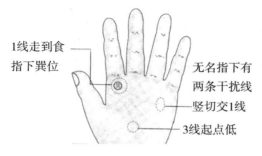

1线走到食指下巽位

无名指下有两条干扰线

竖切交1线

3线起点低

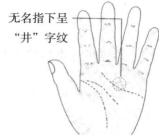

无名指下呈"井"字纹

▶ 手疗治病

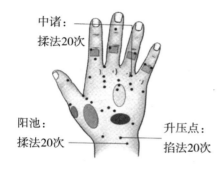

中诸：
揉法20次

阳池：
揉法20次

升压点：
掐法20次

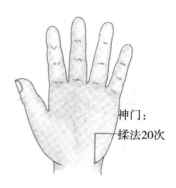

神门：
揉法20次

自 我 手 操 疗 法

① 戒指戴在无名指中节上，用手转动戒指对手指进行刺激。

② 牙刷平刷手掌正面无名指，上下各15次。

③ 用食指和小拇指勾住手表，中指放在手表上。

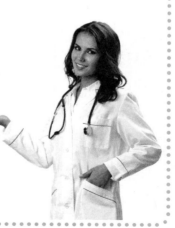

肺结核

结核病是由结核杆菌引起的一种慢性传染病。其传染途径主要由口、鼻经呼吸道侵入，故多以肺部直接感染常见。正常人靠先天性免疫可抑制结核菌繁殖，获得免疫性。如果机体免疫力低下或侵入的细菌量多，毒性强，则可形成结核病灶，导致肺结核。

▶ 症状

典型肺结核起病缓慢，病程经过较长，有低热、乏力、食欲不振、咳嗽和少量咯血。

（1）全身症状：全身毒性症状表现为午后低热、乏力、体重减轻、盗汗等。

（2）呼吸系统：一般有干咳或只有少量黏液。伴继发感染时，痰呈液性或脓性，有不同程度的咯血。

▶ 手诊

（1）手部整体色泽晦暗，或有灰色与白色斑点相间分布。

（2）1线、2线、3线开端紊乱，中间有障碍线切过。

▶ 手疗

手疗部位	步骤	选穴	方法
手心	第一步	咳喘点	掐法20次
	第二步	少商	擦法15次
	第三步	胸腔呼吸器官区	摩法20次
手背	第四步	心肺穴	掐法20次

▶ 养生建议

患者会产生消极、多疑、恐惧、悲观等心理状态，使病情加重，要做好患者的心理护理。

① 根据每个患者的性格特征进行心理护理。

② 根据长期住院患者的心理特征进行心理护理。

③ 根据心理学的特点去接近患者。

▶ 教你手诊

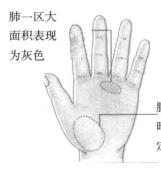

肺一区大
面积表现
为灰色

肺二区光泽
暗淡，有固
定的青色斑点

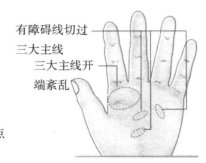

有障碍线切过
三大主线

三大主线开
端紊乱

▶ 手疗治病

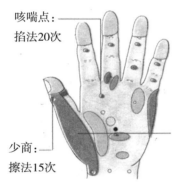

咳喘点：
掐法20次

少商：
擦法15次

胸腔呼吸器官区：
摩法20次

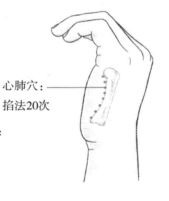

心肺穴：
掐法20次

自 我 手 操 疗 法

① 两手掌心向下，掌根相抵，拇指内
缩，两手相互摩擦。

② 右手掌面下垂，左手拇指食指捏右
手拇指向下垂直拉平。

③ 五指相对，以各指尖直对，对抗挤
压形成最大角度。

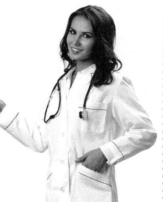

慢性支气管炎

慢性支气管炎是由感染或理化因素等引起的气管、支气管黏膜及其周围组织的慢性炎症，机体免疫力低下及自主神经功能失调对慢性支气管炎的形成及发展亦起到重要作用。

▶ 症状

临床上以长期反复发作的咳嗽、咳痰或伴有喘息为其特征。早期症状轻微，多在冬季发作，春暖后缓解；晚期炎症加重，症状长期存在，不分季节。疾病进展又可并发肺气肿、肺动脉高压及右心肥大。

▶ 手诊

（1）患者指甲色暗，甲面上出现纵沟，提示气管开始有炎症侵入。

（2）中指根部离位色泽青暗，有黄褐色发亮，如老茧样凸起。

（3）1线紊乱，出现羽毛状细纹，小鱼际兑位可见纵纹，为呼吸系统功能低下，不能抵御外邪，易患感冒。

▶ 手疗

手疗部位	步骤	选穴	方法
手心	第一步	劳宫穴	按法20次
	第二步	鱼际穴	摩法15次
手心	第三步	肺穴	掐法15次
	第四步	胸腔呼吸器官区	摩法15次

▶ 养生建议

此症的饮食原则为应适时补充必要的蛋白质，如鸡蛋、瘦肉、牛奶、动物肝、鱼类、豆制品等。寒冷季节应补充一些含热量高的肉类暖性食品以增强御寒能力，也应经常进食新鲜蔬菜瓜果，以确保机体对维生素C的需要。

▶ 教你手诊

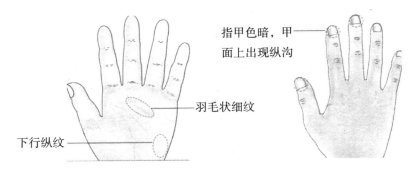

指甲色暗，甲
面上出现纵沟

羽毛状细纹

下行纵纹

▶ 手疗治病

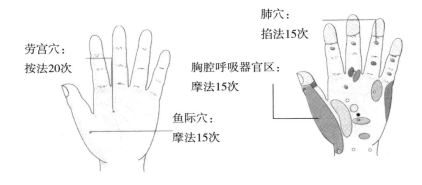

劳宫穴：
按法20次

鱼际穴：
摩法15次

肺穴：
掐法15次

胸腔呼吸器官区：
摩法15次

自我手操疗法

❶ 平伸手掌，掌心向外，把中
指内搭于无名指背，由上向
下极力按压。

❷ 拇指内收掌心，置于中指及
无名指指缝间，然后用力收
缩其他四指，内压拇指。

❸ 把一根火柴棒放在两手拇指尖
端处，并用力挤压火柴棒。

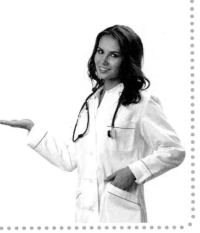

高血压

高血压（Hypertension）是一种世界性的常见疾病，世界各国的患病率高达10％～20％，并可导致脑血管、心脏、肾脏的病变，是危害人类健康的主要疾病。

▶ 症状

（1）头疼：若经常感到头痛，而且很剧烈，同时又恶心作呕，就可能是向恶性高血压转化的信号。

（2）耳鸣：双耳耳鸣，持续时间较长。

（3）气短心悸：高血压会导致心肌肥厚、心脏扩大、心功能不全，这些都会导致气短心悸的症状。

▶ 手诊

（1）心区及大鱼际部位颜色鲜红，肝部有暗红色线条出现，肾区淡白无光。表明情绪急躁、易怒，有心悸头晕症状。

（2）1线紊乱，纹路深刻，明显易见，2线走向平直。

▶ 手疗

手疗部位	步骤	选穴	方法
手背	第一步	血压反应区	揉法20次
手侧	第二步	颈肩穴	按法20次
	第三步	心肺穴	掐法20次
	第四步	肝胆穴	擦法20次

▶ 养生建议

远离高血压的八字箴言：

低盐——盐，危害生命的"秘密杀手"。

减肥——体重减少1千克，血压下降1毫米汞柱。

减压——保持心情愉快每一天。

限酒——酒精是血压升高的助推剂。

▶ 教你手诊

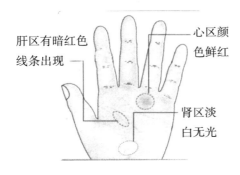

肝区有暗红色
线条出现

心区颜
色鲜红

肾区淡
白无光

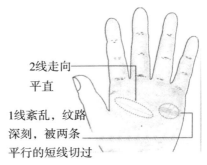

2线走向
平直

1线紊乱，纹路
深刻，被两条
平行的短线切过

▶ 手疗治病

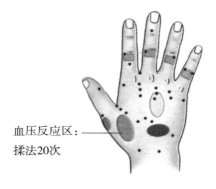

血压反应区：
揉法20次

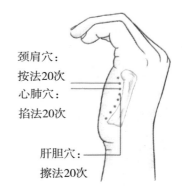

颈肩穴：
按法20次
心肺穴：
掐法20次

肝胆穴：
擦法20次

自我手操疗法

❶ 木棒由上至下沿手掌心中四指
横屈纹均匀点状用力刺激。

❷ 右手掌心向下，小指内收，左
手俯置于右手掌面之上，压住
右手手背，挤压右手小指。

❸ 用一支圆珠笔对手心进行均匀
刺激。

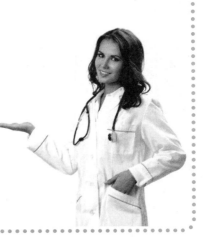

支气管哮喘

> 支气管哮喘简称哮喘，是一种以嗜酸性粒细胞、肥大细胞反应为主的气道慢性炎症，对易感者可引起不同程度的可逆性气道阻塞症状。

▶ 病症

突然感到呼吸困难，伴有哮喘、气急、吐白色泡沫状痰。吸气还比较顺利，但呼气则很困难。哮喘发作持续24小时以上，严重时可出现四肢末端和嘴唇发紫，称为发绀。

▶ 手诊

（1）肺区、支气管区，肾区隐现暗斑，提示气道出现了可逆性的阻塞症状。

（2）1线、2线变浅，有9线或10线出现，平时会出现干咳和流涕。

（3）1线尾端纹线深重杂乱、色暗，无名指下有"丰"字纹，病情加重会出现呼吸困难、胸闷等症状。

▶ 手疗

手疗部位	步骤	选穴	方法
手心	第一步	肺穴	掐法15次
	第二步	大肠穴	揉法15次
	第三步	咳喘穴	掐法15次
手背	第四步	太渊穴	揉法15次

▶ 养生建议

禁忌：刺激性食物，诱发哮喘的食物如鱼、虾等，肥腻生湿食物如肥肉等，产气食物如韭菜、地瓜等。

宜食：清淡饮食，并供给充足的蛋白质和铁。饮食中应多食瘦肉、动物肝脏、豆腐、豆浆等，多食新鲜蔬菜和水果。新鲜蔬菜不仅可补充各种维生素和无机盐，而且还有清痰祛火之功效；果品类食物，不仅可祛痰止咳，而且能健脾补肾养肺。

▶ 教你手诊

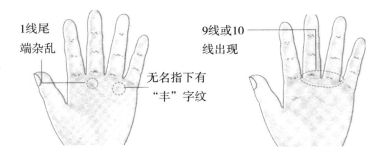

1线尾
端杂乱

9线或10
线出现

无名指下有
"丰"字纹

▶ 手疗治病

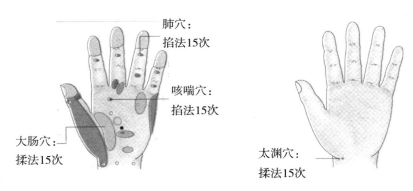

肺穴：
掐法15次

咳喘穴：
掐法15次

大肠穴：
揉法15次

太渊穴：
揉法15次

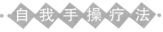

自我手操疗法

① 右手掌横握左手掌，两手五指均紧
扣对掌手背，用力挤压。

② 左手五指套住右手拇指根部，呈离
心方向用力且缓慢地进行拔伸。

③ 右手五指套住左手拇指根部，呈离
心方向用力且缓慢地进行拔伸。

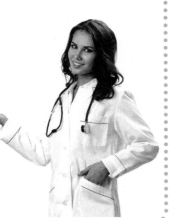

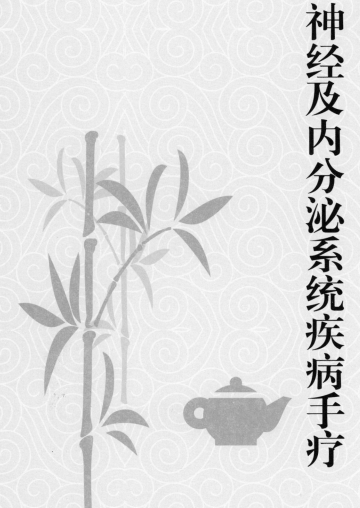

第七章

神经及内分泌系统疾病手疗

更年期综合征

更年期综合征是指一部分妇女在自然绝经后，由于卵巢功能衰退所引起的生理变化和自主神经功能紊乱为主的综合征。

▶ 症状

表现为额面、颈部及胸背部的皮肤潮红，心率加快，情绪不稳定，易激动，紧张或抑郁，烦躁不安，失眠多梦，头痛，腰腿痛，眩晕耳鸣，血压波动。

▶ 手诊

（1）1线、2线和3线这三大主线都有6线穿过，6线浅淡细长，提示患者情绪不稳定，烦躁不安，失眠多梦。

（2）3线末端有一个大"岛"形纹，提示头痛、腰腿痛信号。

▶ 手疗

手疗部位	步骤	选穴	方法
手心	第一步	肾穴	按法20次
	第二步	命门	按法20次
	第三步	生殖区	摩法20次
手侧	第四步	生殖穴	按法20次

▶ 养生建议

多数妇女由于机体不能很快适应，症状比较明显，但一般并不需特殊治疗，只要在平时的生活过程中注意饮食的调养，就会自然度过更年期。

①莲子百合粥：莲子、百合、粳米各30克同煮粥，每日早晚各服1次。适用于绝经前后伴有心悸不寐、怔忡健忘、肢体乏力、皮肤粗糙等症者。

②杞枣汤：枸杞子、桑葚子、大枣各等份，水煎服，早晚各1次；或用淮山药30克，瘦肉100克炖汤喝，每日1次。适用于更年期有头晕目眩、饮食不香、困倦乏力及面色苍白等症者。

▶ 教你手诊

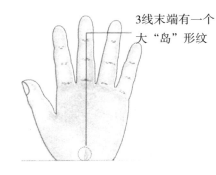

3线末端有一个
大"岛"形纹

三大主线上
都有6线切过

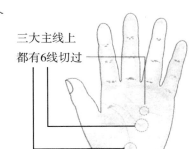

▶ 手疗治病

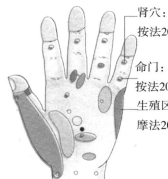

肾穴：
按法20次

命门：
按法20次
生殖区：
摩法20次

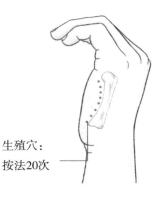

生殖穴：
按法20次

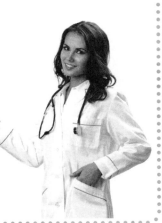

自 我 手 操 疗 法

① 食指外搭在中指背上，由上向下极
力按压。

② 两手握掌，掌心朝下，使掌骨突起
处与对拳凹陷处贴紧压迫。

③ 用木棒呈向心方向均匀点状刺激手
掌中指。

甲状腺功能亢进

甲状腺功能亢进症简称甲亢，是由多种原因引起的甲状腺激素分泌过多所致的一组内分泌病症。临床上以弥漫性甲状腺肿伴甲状腺功能亢进和结节性甲状腺肿伴甲状腺功能亢进占绝大多数。

▶ 症状

表现为多食、消瘦、畏热、多汗、心悸、激动等高代谢综合征，神经和血管兴奋增强，以及不同程度的甲状腺肿大和眼突、手颤、颈部血管杂音等特征，严重的可出现甲亢危象、昏迷甚至危及生命。

▶ 手诊

（1）脑三区可见褐色斑块，眼区有青黑色凸起，拇指根部散布红色晕斑，则提示心火旺，有心悸、心动过速等症。

（2）小鱼际和5线上出现许多细小横纹且2线较淡，表明患者精神紧张，情绪易激动，多疑。

▶ 手疗

手疗部位	步骤	选穴	方法
手心	第一步	劳宫穴	按法20次
	第二步	心悸点	按法20次
	第三步	多汗点	按法20次
手侧	第四步	肾穴	按法20次

▶ 养生建议

在甲亢调养过程中，患者的饮食尤其重要。患者在服药期间的饮食应注意：

①禁忌辛辣食物，如辣椒、生葱、生蒜等。

②禁忌海味，如海带、海虾、带鱼等。

▶ 教你手诊

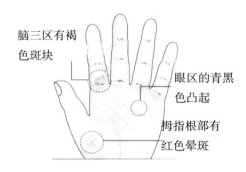

脑三区有褐
色斑块

眼区的青黑
色凸起

拇指根部有
红色晕斑

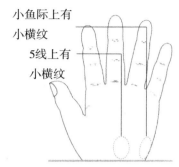

小鱼际上有
小横纹

5线上有
小横纹

▶ 手疗治病

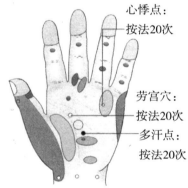

心悸点：
按法20次

劳宫穴：
按法20次

多汗点：
按法20次

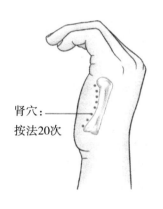

肾穴：
按法20次

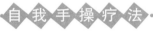

自我手操疗法

① 用木棒呈向心方向从小指尖端部沿
掌骨线向下均匀点刺。

② 把5分硬币横放于食指与中指根部之
间的指缝，并用两指用力夹住。

③ 把两个圆球相互靠紧放在手心，用
指力旋转两球。

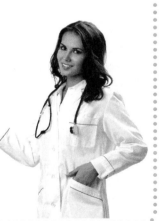

糖尿病

糖尿病是一种常见的内分泌代谢病，其基本病理、生理改变为绝对或相对性胰岛素分泌不足所引起的代谢紊乱，其特征为高血糖、糖尿、葡萄糖耐量降低及胰岛素释放试验异常。

▶ 症状

临床以高血糖为主要标志，常见症状有多饮、多尿、多食以及消瘦等。

▶ 手诊

（1）肺二区颜色鲜红，按之不易褪去，为多饮、烦渴为主的上消化道症状。胃一区温热、潮红，则是多食善饥的中消化道症状。肾区苍白不泽，为尿频、尿多的下消化道症状。

（2）皮肤区干燥，3线上有障碍线介入或出现"岛"形纹，乾位色暗伴有方形纹。

▶ 手疗

手疗部位	步骤	选穴	方法
手心	第一步	大陵	揉法20次
手背	第二步	腕骨	揉法20次
手背	第三步	胃肠点	摩法20次
	第四步	肾穴	揉法20次

▶ 养生建议

① 少吃点：积极控制饮食，按量吃，有意识地多吃粗粮，始终保持标准体重。

② 勤动点：每天坚持运动，做到有氧代谢。每天坚持按摩。

▶▶ 教你手诊

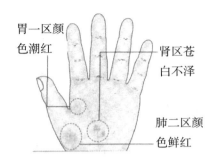

胃一区颜
色潮红

肾区苍
白不泽

肺二区颜
色鲜红

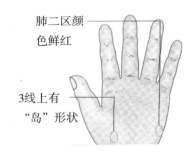

肺二区颜
色鲜红

3线上有
"岛"形状

▶▶ 手疗治病

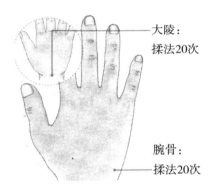

大陵：
揉法20次

腕骨：
揉法20次

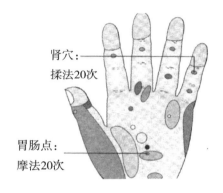

肾穴：
揉法20次

胃肠点：
摩法20次

自我手操疗法

① 两掌相合，食指中指弯曲，
五指相挤压，并左右摇摆。

② 两手掌向内交叉，两手之间
用力相压外推。

③ 右手掌心向下，用左手指叉
入右手五指缝中，可以随意
按压。

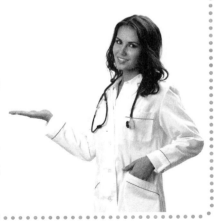

神经官能症

指因精神因素导致的具有精神和躯体的各种不适症状，但经检查机体无任何器质性病变的一类有自觉症状但无相应体征的疾病。

▶ **症状**

（1）心神经官能症。表现为胸闷、心悸、气急等症状，有不安感和恐怖感，检查心脏无器质性病变。

（2）胃神经官能症。患者常有反酸、嗳气、厌食、恶心、呕吐、剑突下灼烧感、食后饱胀、上腹不适或疼痛，伴有倦怠、头痛等。

▶ **手诊**

（1）2线平直，天庭有"十"字状纹，明堂区有"丰"字纹，提示心神经官能症。

（2）艮位色青紫，1线有分支，一条直达食指近节关节腔的下缘，一条流向食指与中指缝内，震位有"十"字纹，提示胃肠神经官能症。

▶ **手疗**

手疗部位	步骤	选穴	方法
手心	第一步	心穴	按法15次
	第二步	手掌区	按法20次
手背	第三步	阳谷穴	摩法15次
	第四步	养老穴	揉法15次

▶ **养生建议**

① 茯神莲心红枣粥。将茯神碾成细粉，再将淘洗干净的粳米入锅，加水1000克，用大火煮沸，再转用小火，熬煮，待粥快熟时将白糖、茯神粉和洗净的莲子心加入锅中，稍煮即成。

② 百合浮小麦粥。将百合剥瓣洗净，浮小麦淘洗干净，同入锅中，加水适量，用大火煮沸，再改小火煎煮至熟烂，待药汁转温后调入蜂蜜即成。

▶ 教你手诊

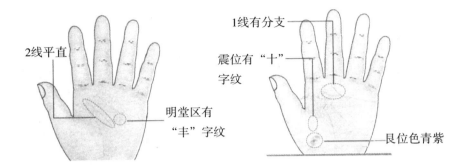

2线平直

1线有分支

震位有"十"
字纹

明堂区有
"丰"字纹

艮位色青紫

▶ 手疗治病

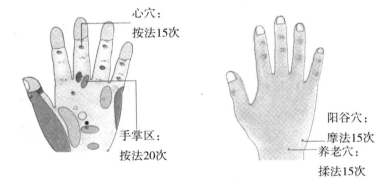

心穴：
按法15次

手掌区：
按法20次

阳谷穴：
摩法15次
养老穴：
揉法15次

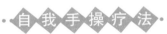

自我手操疗法

① 用木棒呈向心方向从小指
尖端部沿掌骨线向下均匀
点刺。

② 用牙刷上下平刷手掌中指。

③ 把5分硬币横放于食指与中
指根部之间的指缝，并用两
指用力夹住。

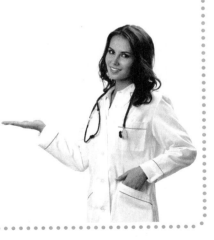

癫痫

癫痫是指脑部兴奋性过高的神经元突然、过度重复放电，导致脑功能突发性、暂时性紊乱。临床表现为短暂的感觉障碍、肢体抽搐、意识丧失、行为障碍或自主神经功能异常。

▶ 症状

（1）全身强直，阵挛发作（大发作），突然意识丧失，继之先强直后阵挛性痉挛。常伴有尖叫、面色青紫、尿失禁、舌咬伤、口吐白沫等症。

（2）失神发作（小发作），突发性精神活动中断，意识丧失，可伴肌阵挛。

▶ 手诊

（1）1、2、3线变浅，掌部细纹少。2、3线呈锁链状。

（2）2线上有两个明显的"十"字纹，提示由头痛引发的癫痫。

▶ 手疗

手疗部位	步骤	选穴	方法
手心	第一步	心穴	摩法20次
手背	第二步	关冲	揉法20次
手心	第三步	中冲	揉法20次
手背	第四步	阳谷	揉法20次

▶ 养生建议

① 在某些罕见的病例中，缺乏维生素B_6和维生素D促使癫痫发作。应常吃肉、全谷类、豆类、多油鱼和一些动物制品，尤其是乳酪和添加营养素的牛奶。

② 某些矿物质对部分患者有帮助，镁（大量存在于全麦面粉、小米、鱼、坚果和豆类中）、锌（存在于肉、家畜内脏、麦芽、牡蛎和小扁豆中）和钙（主要存在于牛奶和乳制品中）可多补充。

▶ 教你手诊

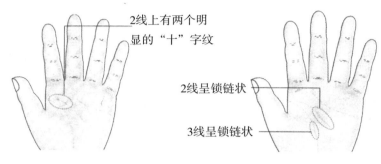

2线上有两个明显的"十"字纹

2线呈锁链状

3线呈锁链状

▶ 手疗治病

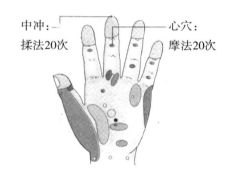

中冲：
揉法20次

心穴：
摩法20次

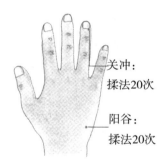

关冲：
揉法20次

阳谷：
揉法20次

自 我 手 操 疗 法

① 用一手拇指和食指捻按另一手掌心，按同心圆的方式逐渐扩大。

② 用拇指和食指从根部螺旋状捻按另一手掌小指。

③ 掌心向外，把中指外搭在食指背上，由上向下极力压按。

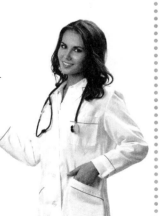

躁郁症

躁郁症是一种周期性情绪过度高昂或低落的疾病。这种情绪波动起伏较正常人大，且持续时间较长，会影响一个人的社会生活与生理功能。

▶ **症状**

躁郁症的临床主要特征是情感的高涨或低落，伴有相应的思维行动改变。一般为发作性，缓解期正常，不导致人格缺损。此症的发作包括躁狂和抑郁两种形式，一部分患者两种形式交替发作，称作双向型，而单一发作者，称单向型。

▶ **手诊**

（1）2线低垂，5线弯曲且尾端有一纹线斜行走向小指，表示其人性情多疑，感情脆弱，经受不起挫折，易消沉而抑郁寡欢，对周围缺乏安全感。

（2）食指第二指节有星形纹，提示精神活动异常。3线出现羽毛状纹，表明敏感易受刺激，多神经质。5线上出现"岛"形纹，表明常发生较大情绪波动、精神受到刺激的疾病。

▶ **手疗**

手疗部位	步骤	选穴	方法
手心	第一步	心穴	按法20次
	第二步	多汗点	按法20次
手心	第三步	大陵	摩法20次
	第四步	神门	揉法20次

▶ **养生建议**

① 麦苗茶。青麦苗适量，橘子皮15克，苦菜9克，大枣10枚。四味共煮，取汁，加白糖，温服。宜于躁郁症。

② 木耳豆腐汤。木耳30克，豆腐3块，胡桃7枚。用水炖，连汤带渣服之。宜于躁郁症。

▶ 教你手诊

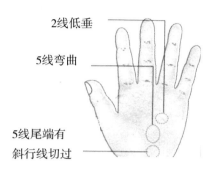

2线低垂
5线弯曲
5线尾端有
斜行线切过

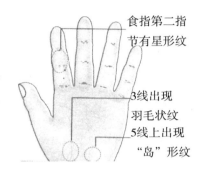

食指第二指
节有星形纹
3线出现
羽毛状纹
5线上出现
"岛"形纹

▶ 手疗治病

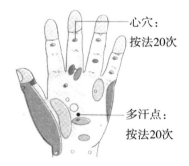

心穴：
按法20次
多汗点：
按法20次

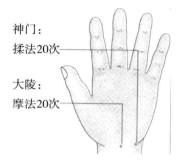

神门：
揉法20次
大陵：
摩法20次

自 我 手 操 疗 法

① 用木棒按向心方向均匀点状刺激手掌
中指。

② 五指散开，用木棒由上至下沿手掌横
屈纹用力刺激。

③ 把5分硬币横放于食指与中指根部之
间的指缝，并用两指用力夹住。

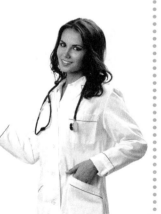

神经痛

周围神经病变引起并放射至该神经支配范围内的疼痛，称为神经痛。病因不明者称为原发性神经痛，有明确病因者称继发性神经痛。

▶ 症状

（1）三叉神经痛也被称作颜面神经痛，为三叉神经分布区域内感到剧烈的疼痛。

（2）坐骨神经痛是代表性的神经痛，大多是椎间盘突出所引起，当用力举起重物时，半蹲的时候，太急地站起，会造成从腰部到大腿后侧的疼痛。

▶ 手诊

（1）大拇指指节纹呈红色，提示慢性神经痛突然发作。

（2）3线尾端有多条分支线，坎位纹理紊乱，提示坐骨神经痛。

▶ 手疗

手疗部位	步骤	选穴	方法
手背	第一步	前头点	按法20次
	第二步	头顶点	按法20次
	第三步	偏头点	按法20次
手侧	第四步	头穴	擦法15次

▶ 养生建议

①生活、饮食要有规律，保证足够的睡眠和休息，避免过度劳累。

②动作要轻慢以防止一切诱发疼痛的因素，如洗脸、刷牙等，尽量避免刺激扳机点。寒冷天注意保暖，避免冷风直接刺激面部。

▶ 教你手诊

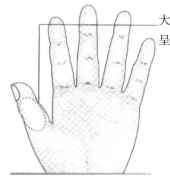

大拇指指节纹
呈红色

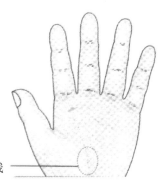

3线尾端有
多条分支线

▶ 手疗治病

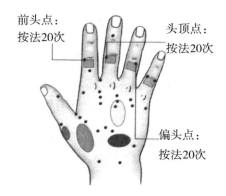

前头点：
按法20次

头顶点：
按法20次

偏头点：
按法20次

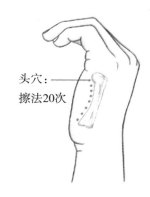

头穴：
擦法20次

自我手操疗法

① 用五指顶部托住一圆球，使用指力
让球悬空旋转而不贴住手掌心。

② 把圆球放在手背上，使球在手背上
前后左右倾斜和滚动。

③ 把两个圆球相互靠紧放在手心，用
指力旋转两球。

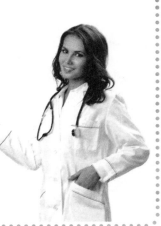

脑神经损伤

脑神经损伤包括脑外伤、脑血管硬化（脑出血、脑血栓）后遗症、脑炎与脑膜炎后遗症、脱髓鞘疾病等脑血管病后遗症。

▶ 症状

（1）嗅神经损伤。脑脊液漏、一侧或双侧嗅觉部分或完全丧失。

（2）视神经损伤。患者伤后即出现视力下降甚至失明，直接光反射消失，间接光反射正常。

（3）面、听神经损伤。不同时间出现面部瘫痪、同侧舌前2/3味觉丧失、角膜炎、耳鸣、眩晕、神经性耳聋等表现。

▶ 手诊

（1）乾位近掌根凹陷且出现斑点者，容易发生脑部出血性疾病。

（2）3线断截、消失不见，2线较直、平行走向，则是脑卒中、脑出血征兆。

（3）1线有"岛"形纹，提示可能因脑血管瘤或脑血管畸形而发生意外。

▶ 手疗

手疗部位	步骤	选穴	方法
手侧	第一步	头穴	揉法20次
手背	第二步	二间	揉法20次
	第三步	少冲	揉法20次
手心	第四步	太渊	揉法20次

▶ 养生建议

食用咖喱可预防脑神经损伤，提高记忆力。日本武藏野大学和美国苏柯（音译）研究所共同研究证明，做咖喱时用的香料——姜黄产生的化合物具有提高记忆力的效果，并通过动物实验得到了证实。

▶ **教你手诊**

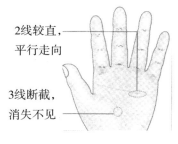

2线较直，
平行走向

3线断截，
消失不见

1线有
"岛"形纹

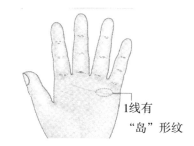

▶ **手疗治病**

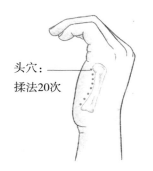

头穴：
揉法20次

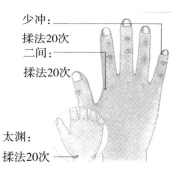

少冲：
揉法20次
二间：
揉法20次

太渊：
揉法20次

自 我 手 操 疗 法

① 将双手拇指指端相互挤压，双手四
指弯曲相互插入对方的指缝。

② 把木棒夹在两小指尖端之间，用指
力挤压。

③ 用木棒呈向心方向从小指尖端部沿
掌骨线向下均匀点刺。

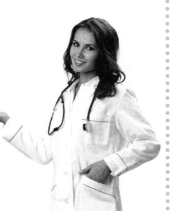

急性脑血管病

> 急性脑血管病是指一组起病急骤的脑部血管循环障碍的疾病，临床上又称脑血管意外、脑卒中或中风。据最近流行病学调查表明，急性脑血管病、心脏病、肿瘤是导致人类死亡的三大主要原因。

▶ 症状

头晕头痛、视力模糊、肢体偏瘫或不自主抖动，严重者可出现失明、眩晕、呕吐、四肢瘫痪。蛛网膜下腔出血主要是由动脉瘤、脑血管畸形或颅内异常血管网症等出血引起。脑出血好发部位为壳核、丘脑、尾状核头部、桥脑、小脑、皮质下白质及脑叶、脑室。

▶ 手诊

（1）2线和3线清晰，3线突然断截，消失不见，则是脑卒中、脑出血征兆。

（2）1线有"岛"形纹，提示可能因脑血管瘤或脑血管畸形而发生意外。

▶ 手疗

手疗部位	步骤	选穴	方法
手心	第一步	肝胆穴区	擦法20次
手背	第二步	关冲	揉法20次
手心	第三步	中冲	揉法20次
手背	第四步	阳池	揉法20次

▶ 养生建议

①宜多进食含蛋白质高的鱼类、家禽、瘦肉等。

②应尽量少吃含饱和脂肪酸高的肥肉、动物油脂以及动物的内脏等。

③限制食盐的摄入，如使用脱水药，或是利尿药，可适当增加摄入量。

④为保证获得足够的维生素，每天应多吃新鲜蔬菜。

▶ 教你手疗

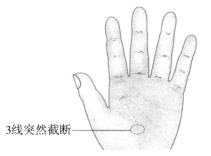

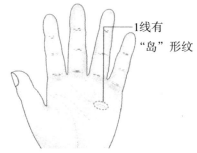

1线有
"岛"形纹

3线突然截断

▶ 手疗治病

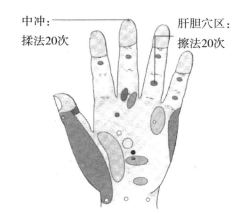

中冲：
揉法20次

肝胆穴区：
擦法20次

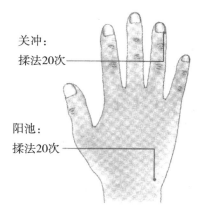

关冲：
揉法20次

阳池：
揉法20次

自 我 手 操 疗 法

① 伸手掌，快速地紧缩除拇指之外四指，拇指紧紧搭在其余四指上。

② 掌面朝外，把1角硬币放在食指与中指指缝中，用力夹住，使硬币稍微上下移动而不掉落。

③ 五指散开，用木棒由上至下沿手掌横屈纹用力刺激。

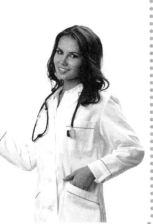

第八章

泌尿生殖及运动系统疾病手疗

肾炎

肾炎的种类很多，根据最初发病原因可分为原发性肾小球肾炎与继发性肾小球肾炎。按照时间来划分，则分为急性肾炎与慢性肾炎，又称为急性肾小球肾炎与慢性肾小球肾炎。

▶ 症状

（1）高血压。这是肾炎发生的典型症状表现。

（2）神经系统症状。主要表现为头痛、恶心、呕吐、失眠、思维迟钝等。严重肾炎患者还可有视力障碍，甚至出现黑矇、昏迷、抽搐等症状表现。

（3）水肿。

（4）少尿、无尿或肉眼血尿。

▶ 手诊

（1）1线直贯全掌，提示尿频、肾炎信号。

（2）3线下端肾区上有小方形纹，提示有肾囊肿倾向。

▶ 手疗

手疗部位	步骤	选穴	方法
手侧	第一步	肾穴	摩法20次
	第二步	肝胆穴	摩法20次
	第三步	脾胃穴	摩法20次
手心	第四步	中冲	摩法20次

▶ 养生建议

① 生活要规律。应当养成良好的生活习惯，从而保持弱碱性体质，使肾病远离自己。

② 参加有氧运动，适当锻炼身体。

③ 远离烟、酒。毫无节制地抽烟喝酒，易导致人体的酸化，患上肾炎。

▶ 教你手诊

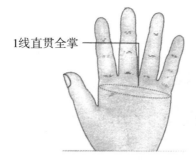

1线直贯全掌

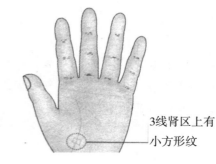

3线肾区上有
小方形纹

▶ 手疗治病

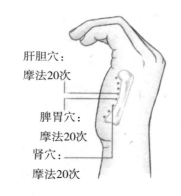

肝胆穴：
摩法20次

脾胃穴：
摩法20次

肾穴：
摩法20次

中冲：
摩法20次

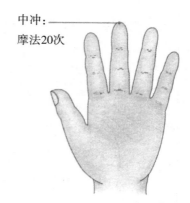

自 我 手 操 疗 法

① 用右手五指呈离心方向缓慢地拔伸左
手小指根部15次。

② 用拇指和食指从根部螺旋状捻按另一
手掌小指。

③ 伸掌，突然中指向大拇指弯缩，食
指、无名指及小指仍伸直。

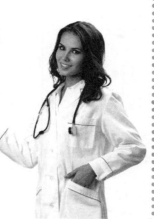

腰椎间盘突出

随着年龄的增长，腰椎间盘逐渐发生变性、萎缩、弹性减退、当腰部受到一次较重的外伤或多次反复的不明显的损伤时，就可能引起典型的坐骨神经痛症状。

▶ **症状**

呈放射痛，可沿坐骨神经分布方向，自腰臀部放射至大腿、小腿及足背部；一切使脑脊液压力增高及神经根受牵拉的动作，都能加重疼痛，如咳嗽、喷嚏、大便、弯腰等；活动时疼痛加剧，休息后减轻，往往反复发作。

▶ **手诊**

（1）3线末端出现小凹陷。
（2）掌面地丘处，3线末端出现分叉纹，形成"人"状纹。

▶ **手疗**

手疗部位	步骤	选穴	方法
手背	第一步	腰肾点	按法20次
	第二步	腰痛点	按法20次
	第三步	坐骨神经点	按法20次
手心	第四步	后溪	按法20次

▶ **养生建议**

① 改善工作姿势，注意劳逸结合。避免长期做反复单调的动作，从事长时间弯腰或长期伏案工作的人员，可以通过调整坐椅和桌面的高度来改变坐姿，建议坐位工作45分钟后起立活动15分钟，使疲劳的肌肉得以恢复。

② 要养成良好的生活、工作习惯，起居饮食有规律，忌熬夜。

▶ 教你手诊

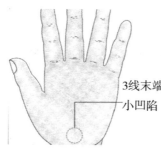

3线末端出现
小凹陷

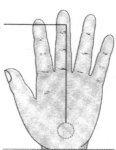

掌面地丘处，3线
末端出现分叉纹，
形成"人"状纹

▶ 手疗治病

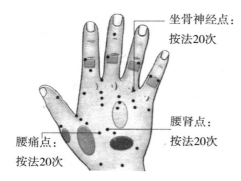

坐骨神经点：
按法20次

腰肾点：
按法20次

腰痛点：
按法20次

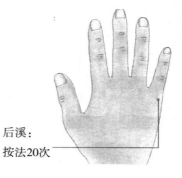

后溪：
按法20次

自 我 手 操 疗 法

① 右手拇指，食指沿掌骨沿线的延伸
线抓捏左手食指根背部皮肤。

② 右手拇指，食指揪抓左手无名指根
背部皮肤。

③ 右手掌心向下，用左手指叉入右手
指缝中，可以随意按压。

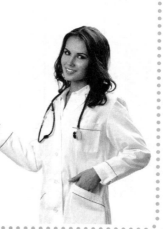

前列腺炎

前列腺炎可分为急性细菌性前列腺炎、慢性细菌性前列腺炎、慢性非细菌性前列腺炎、前列腺痛 。

▶ 症状

常伴有尿急、尿频、尿时会阴部疼痛、余尿不尽、尿白浊，并有炎性分泌物从尿道排出，及神疲乏力、腰膝怕冷等症状。经常同时发生急性膀胱炎等。急性炎症病变严重或未彻底治疗就会转为慢性前列腺炎。

▶ 手诊

（1）前列腺一区出现片状红斑，且前列腺二区出现大量竖纹，提示患有慢性前列腺炎。膀胱炎的掌纹特征与其相似，只是纹理略高一些。

（2）前列腺一区会出现"岛"形纹，并在前列腺二区出现凌乱竖纹，提示患有前列腺增生。

（3）无名指下有"丰"字形。

▶ 手疗

手疗部位	步骤	选穴	方法
手侧	第一步	肾穴	按法20次
	第二步	生殖穴	按法20次
手心	第三步	劳宫	按法20次
手背	第四步	阳池	按法20次
手心	第五步	神门	按法20次

▶ 养生建议

① 男性一旦出现尿频、尿急等症状要及早去医院就诊，争取在急性期内一次性治愈。

② 平时要保持小便通畅，多饮水，多排尿。

▶ 教你手诊

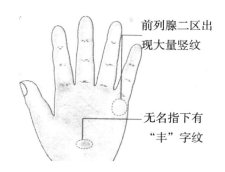

前列腺二区出
现大量竖纹

无名指下有
"丰"字纹

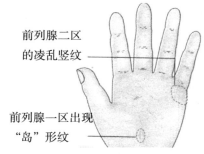

前列腺二区
的凌乱竖纹

前列腺一区出现
"岛"形纹

▶▶ 手疗治病

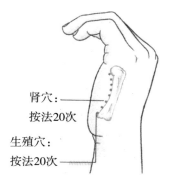

肾穴：
按法20次

生殖穴：
按法20次

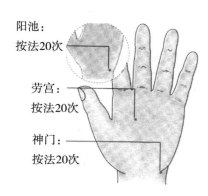

阳池：
按法20次

劳宫：
按法20次

神门：
按法20次

自我手操疗法

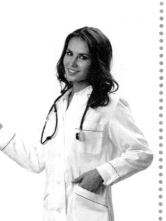

① 两手掌心向上，掌跟相抵，两手前
后相互摩擦，不限次数。

② 用拇指和食指从根部螺旋状捻按另
一手掌小指。

③ 左手空心握掌，微屈五指，大拇指
与小指指尖相掐。

尿路感染

尿路感染通常是指泌尿系统受细菌的直接侵犯而引起的炎症性病变。此病以受大肠杆菌侵犯而感染最为常见，也有副大肠杆菌、变形杆菌、葡萄球菌等。

▶ 症状

（1）急性肾盂肾炎。主要表现有：起病急骤；寒颤、畏寒；发热；全身不适、头痛、乏力；食欲减退、恶心、呕吐；腰痛、肾区不适。

（2）慢性肾盂肾炎。慢性发作时的表现可与急性肾盂肾炎一样，但通常要轻得多，甚至无发热、全身不适、头痛等表现。

（3）膀胱、尿道炎。主要表现有：尿频、尿急、尿痛、膀胱区疼痛。

▶ 手诊

（1）小鱼际颜色发青。膀胱一区出现片状红晕或呈白色，肾区颜色发青或有青筋浮现，表明易患膀胱、泌尿系疾病。

（2）手心温度突然升高，坤位青筋浮起，有急性肾盂肾炎并有全身症状。

（3）1线呈锁链状，2线末端出现羽毛样干扰纹，提示尿路感染。

▶ 手疗

手疗部位	步骤	选穴	方法
手侧	第一步	肾穴	按法20次
手心	第二步	命门	按法20次
	第三步	生殖区	按法20次
	第四步	太渊	按法20次

▶ 教你手诊

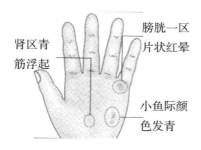

肾区青
筋浮起

膀胱一区
片状红晕

小鱼际颜
色发青

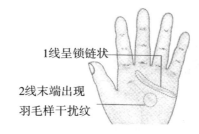

1线呈锁链状

2线末端出现
羽毛样干扰纹

▶ 手疗治病

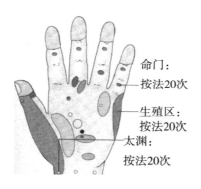

命门：
按法20次

生殖区：
按法20次

太渊：
按法20次

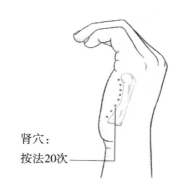

肾穴：
按法20次

自 我 手 操 疗 法

❶ 握拳掌心向内，拇指内收，放在无
名指与小指的指缝中，用力收缩其
余四指。

❷ 把1角硬币竖放在中指及无名指的
根底部指缝里，男左女右。

❸ 右手空心握拳，微屈五指，大拇指
对挤食指，两指指尖相掐。

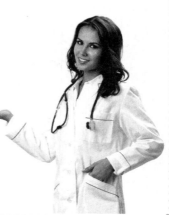

肩周炎

肩周炎，又称漏肩风、冻结肩，全称为肩关节周围炎，本病好发于50岁左右的人，故又称"五十肩"。因患病以后，肩关节不能运动，仿佛被冻结或凝固，故又称"冻结肩""肩凝症"。

▶ 症状

肩部疼痛是本病最明显的症状。开始时，肩部某一处出现疼痛，并与动作、姿势有明显关系。随病程延长，疼痛范围逐渐扩大，并牵涉上臂中段，同时伴有肩关节活动受限。严重时患肢不能梳头、洗脸。这种疼痛可引起持续性肌肉痉挛，疼痛与肌肉痉挛可局限在肩关节，也可向上放射至后头部，向下可达腕及手指，也有的向后放射到肩胛骨，向前到胸部。

▶ 手诊

（1）2线中央处，有2～3条竖立的6线切过。

（2）手背肩点周围有暗褐色斑点。

▶ 手疗

手疗部位	步骤	选穴	方法
手背	第一步	少泽	揉法20次
	第二步	少冲	揉法20次
手背	第三步	肩点	推法20次
	第四步	腰脊点	推法20次

▶ 养生建议

① 在日常生活中注意防寒保暖，特别是避免肩部受凉，对预防肩周炎十分重要。

② 经常伏案、双肩经常处于外展工作的人，应注意调整姿势，避免长期的不良姿势造成慢性劳损和积累性损伤。

③ 糖尿病、颈椎病、肩部和上肢损伤、胸部外科手术以及神经系统疾病的患者要密切观察是否产生肩部疼痛症状。

▶▶ 教你手诊

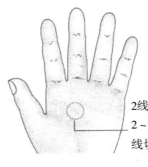

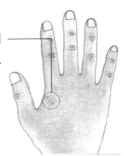

手背肩点周围
有暗褐色斑点

2线中央处，有
2～3条竖立的6
线切过

▶▶ 手疗治病

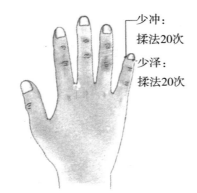

少冲：
揉法20次

少泽：
揉法20次

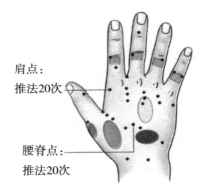

肩点：
推法20次

腰脊点：
推法20次

自我手操疗法

① 右手空心握拳，微屈五指，大拇指与
小指指尖相掐。

② 右手掌横握左手，右手四指尖端点
按左手背皮肤，同时左手掌竭力
外抗。

③ 把一根火柴棒放在两食指尖端用力夹
住，同时两手拇指相互抵住。

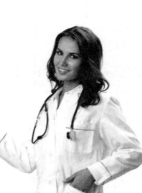

类风湿性关节炎

类风湿性关节炎，又称类风湿。类风湿性关节炎可能与患者自身内分泌、代谢、营养、地理、职业、心理和社会环境的差异、细菌和病毒感染及遗传因素等方面有关系。

▶ 症状

早期呈现红、肿、热、痛和功能障碍，晚期关节可出现不同程度的强硬和畸形，并有骨和骨骼肌萎缩。还可有其他全身性表现，如发热、疲乏无力、体重减轻、心包炎、胸膜炎、眼病变、动脉炎等。

▶ 手诊

（1）金星丘低平。

（2）指关节变形。

（3）指节上有粗纵纹。

▶ 手疗

手疗部位	步骤	选穴	方法
手心	第一步	太渊	点法20次
	第二步	多汗点	点法20次
	第三步	肾穴	点法20次
手背	第四步	腰腿脊反射区	摩法20次

▶ 养生建议

① 保证合理饮食，摄取足量均衡的营养，提高身体免疫力。

② 养成健康的生活习惯。

③ 避免久居低洼、潮湿的环境，房间要保持通风，衣服、毛巾、被单保持干净、干爽、多晒太阳。

▶ 教你手疗

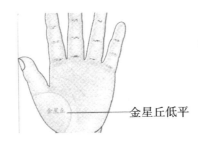

金星丘低平

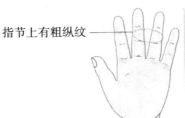

指节上有粗纵纹

▶ 手疗治病

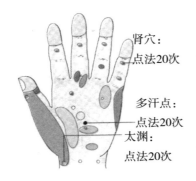

肾穴：
点法20次

多汗点：
点法20次
太渊：
点法20次

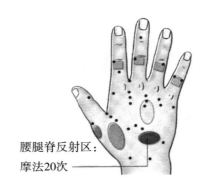

腰腿脊反射区：
摩法20次

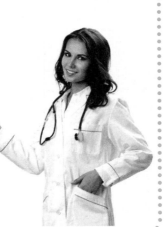

自 我 手 操 疗 法

① 用五指顶部托住一圆球，使用指力
让球悬空旋转而不贴住手掌心。

② 把两个圆球放在手心，用五指指力
使其旋转但不相互接触。

③ 把圆球放在手背上，使球在手背上
前后左右倾斜和滚动。

男性性功能障碍

男性性功能障碍并不是一个孤立的疾病，而是男性在性生活过程中，包括性欲唤起、阴茎勃起、阴茎插入阴道、阴茎维持相当时间勃起状态和射精这五个连续的环节，其中任何一个环节发生障碍都可以称为性功能障碍。

▶ 症状

常见的症状有性欲低下、性厌恶、性欲亢进和性欲倒错、勃起障碍、插入障碍、射精障碍。射精障碍包括：射精过早、不射精和逆行射精。

▶ 手诊

（1）11线呈"人"字形，且有很多干扰线切过，提示男性性生活过度，导致性功能低下。

（2）11线前端出现"十"字纹或"岛"形纹，提示性生活有障碍。

▶ 手疗

手疗部位	步骤	选穴	方法
手心	第一步	命门	揉法20次
	第二步	生殖区	揉法20次
手侧	第三步	肾穴	揉法20次
	第四步	生殖穴	揉法20次

▶ 养生建议

① 遇到烦恼忧伤时，应冷静思考，不应长期背上精神负担，及时放松与调整紧张心态，缓和与消除焦虑不安的情绪。

② 避免不良生活习惯，避免不健康的饮食习惯，减少应酬，避免酗酒，控制饮食，充分认识到戒烟的重要性和必要性。

▶ 教你手诊

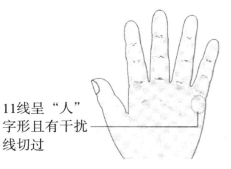
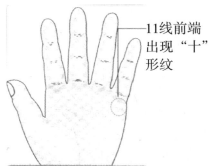

11线呈"人"
字形且有干扰
线切过

11线前端
出现"十"
形纹

▶ 手疗治病

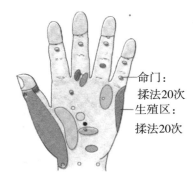
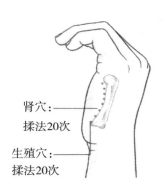

命门：
揉法20次
生殖区：
揉法20次

肾穴：
揉法20次

生殖穴：
揉法20次

自 我 手 操 疗 法

① 用右手五指呈离心方向缓慢地拔伸
左手小指根部15次。

② 用左手五指呈离心方向缓慢地拔伸
右手小指根部15次。

③ 右手空心握拳，微屈五指，大拇指
对挤食指两指指尖相掐。

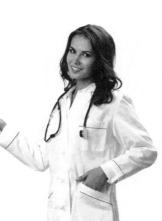

颈椎病

> 颈椎病又称颈椎综合征，是一种以退行性病理改变为基础的疾病，是颈椎骨关节炎、增生性颈椎炎、颈神经根综合征、颈椎间盘突出症的总称。

▶ 症状

主要症状是头、颈、肩、背、手臂酸痛，脖子僵硬，活动受限。肩背部沉重，上肢无力，手指发麻，手握物无力，可有眩晕或心悸等症。

▶ 手诊

（1）左手颈椎区有"十"字纹。

（2）命运线上有菱形纹。

（3）手背颈椎区有暗褐色或咖啡色斑点。

▶ 手疗

手疗部位	步骤	选穴	方法
手背	第一步	颈项点	掐法20次
手背	第二步	肩点	掐法20次
手侧	第三步	头穴	揉法20次
手侧	第四步	颈肩穴	揉法20次

▶ 养生建议

① 每天坚持做前倾、后仰、左右旋转动作1～2次，坚持10分钟。

② 保持良好的睡眠姿势，枕头的高度应以10厘米左右为宜，最好采用质地柔软的元宝型枕头，以维持颈椎棘突向前的生理弧度。

③ 平时工作的体位，做到既不抬头又不低头的舒适姿势。工作1小时要活动一下头颈部，适当休息颈韧带肌肉。

▶ 教你手诊

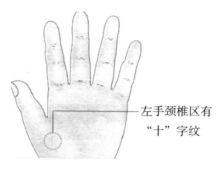

左手颈椎区有"十"字纹

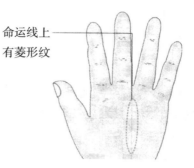

命运线上有菱形纹

▶ 手疗治病

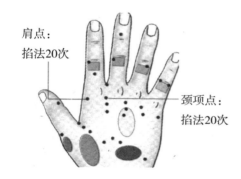

肩点：掐法20次

颈项点：掐法20次

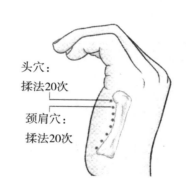

头穴：揉法20次

颈肩穴：揉法20次

⋯⋯⋯ 自 我 手 操 疗 法 ⋯⋯⋯

① 掌心向里，五指散开，以木棒由上至下均匀点状用力刺激大拇指横屈纹。

② 掌面朝外，把1角硬币横卡在小指与无名指指缝根部，用指力夹住，并向指顶端方向移行。

③ 五指相对，各指尖直对，对抗挤压形成最大角度。

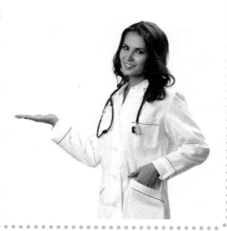

泌尿系结石

泌尿系结石是泌尿系的常见病。结石可见于肾、膀胱、输尿管和尿道的任何部位。但以肾与输尿管结石最为常见。

▶ **症状**

临床表现因结石所在部位不同而有异。肾与输尿管结石的典型表现为肾绞痛与血尿。在结石引起绞痛发作以前，患者没有任何感觉，由于某种诱因，如剧烈运动、劳动、长途乘车等，患者会突然出现一侧腰部剧烈的绞痛，并向下腹及会阴部放射，伴有腹胀、恶心、呕吐、程度不同的血尿。

▶ **手诊**

（1）坎位有"米"字纹或小方形纹符号，小指下坤位有三角形纹、"米"字纹，均提示患有前列腺结石信号。

（2）3线末端有小"岛"形纹，3线凝敛而较短，约占全线长2/3，提示易患肾及尿路结石症。

▶ **手疗**

手疗部位	步骤	选穴	方法
手背	第一步	腰腿脊反射区	按法20次
手侧	第二步	肾穴	摩法20次
	第三步	生殖穴	摩法20次

▶ **养生建议**

① 平时要少吃动物蛋白，如动物的肉、内脏要少吃。

② 要少吃一些盐，尽量保持清淡的饮食。

③ 不要喝浓茶，要喝一些清茶或白开水。

▶ 教你手诊

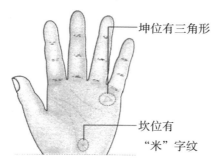

坤位有三角形

坎位有
"米"字纹

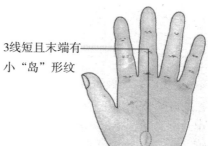

3线短且末端有
小"岛"形纹

▶ 手疗治病

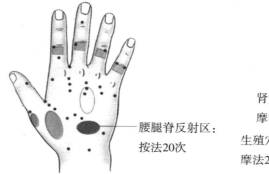

腰腿脊反射区：
按法20次

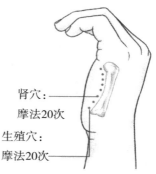

肾穴：
摩法20次

生殖穴：
摩法20次

自我手操疗法

① 用拇指和食指从根部螺旋状捻
按另一手掌小指。

② 掌心向外，呈"六"字形状，
快速内缩中间三指6次。

③ 右手拇指，食指揪捏小指掌骨
延伸线直至腕横纹处的皮肤。

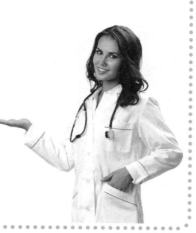

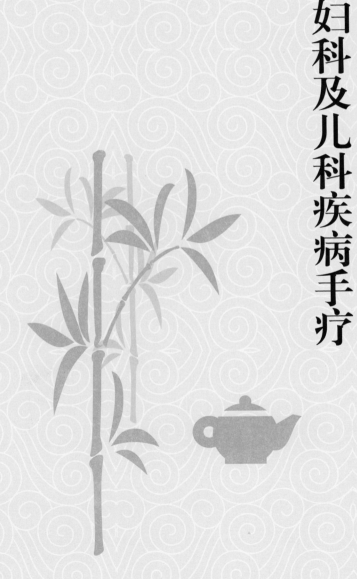

第九章
妇科及儿科疾病手疗

子宫肌瘤

子宫肌瘤也称子宫平滑肌瘤，是女性生殖器官中最常见的一种良性肿瘤，主要由子宫平滑肌细胞增生而形成。多见于30～50岁妇女。依肌瘤生长的部位可分为子宫体肌瘤和子宫颈肌瘤。

▶ 症状

子宫肌瘤的典型症状为月经过多和继发贫血；经期延长，间隔缩短，不规则或淋漓不断的阴道出血，下腹部有包块。

▶ 手诊

（1）子宫区出现黑色暗斑，耳区出现淡褐色斑点，提示患者有月经过多和继发贫血等症状出现。

（2）3线尾端有两个紧密相连的小"岛"形纹，提示子宫肌瘤信号。

▶ 手疗

手疗部位	步骤	选穴	方法
手心	第一步	生殖区	摩法20次
手侧	第二步	脾胃穴	掐法20次
	第三步	生殖穴	掐法20次
	第四步	肾穴	掐法20次

▶ 养生建议

①饮食宜清淡。不食羊肉、虾、蟹、鳗鱼、咸鱼、黑鱼等发物。

②忌食辣椒、麻椒、生葱、生蒜、白酒等刺激性食物及饮料。

③禁食桂圆、红枣、阿胶、蜂王浆等热性、凝血性和含激素成分的食品。

▶ 教你手诊

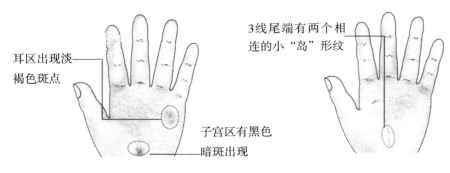

耳区出现淡
褐色斑点

3线尾端有两个相
连的小"岛"形纹

子宫区有黑色
暗斑出现

▶ 手疗治病

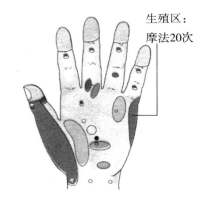

生殖区：
摩法20次

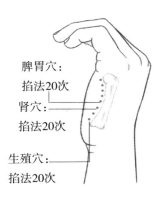

脾胃穴：
掐法20次

肾穴：
掐法20次

生殖穴：
掐法20次

自 我 手 操 疗 法

① 戒指戴在无名指中节上，用手转动戒
指对手指进行刺激。

② 把手表或松紧带戴在手腕上，转动手
表或松紧带伸缩。

③ 把手表或松紧带戴在食指，无名指
和小指上，中指在上，五指尽力
张开。

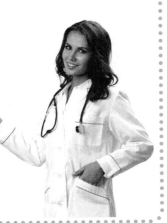

带下

在青春期、月经期、妊娠期时，白带可能增多，这些都属正常现象。如果白带比平时增多，颜色异常，有特别的腥臭味，并且伴有阴部瘙痒的症状，则是带下。

▶ 症状

（1）单纯白带增多，多见于排卵期、经行后、妊娠期。

（2）豆腐渣样或凝块样白带，为真菌性阴道炎所特有。

（3）血性白带，常见于老年阴道炎、宫颈息肉。

（4）米汤样腥臭白带，多为生殖器官晚期癌肿组织坏死变性所致。

（5）黄色黏稠、有臭味的脓性白带，多为细菌感染所致。

▶ 手诊

（1）3线未完整环绕大鱼际，而斜行延伸到大鱼际的艮位，表明该女性多出现妇科疾病。

（2）3线上出现"岛"形纹，表明身体衰弱，冲任不固，为带下病的先兆现象。

▶ 手疗

手疗部位	步骤	选穴	方法
手背	第一步	会阴穴	按法15次
手心	第二步	子宫区	按法15次
	第三步	卵巢区	按法15次

▶ 教你手诊

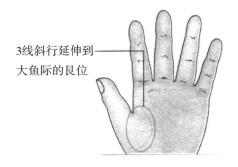

3线斜行延伸到
大鱼际的艮位

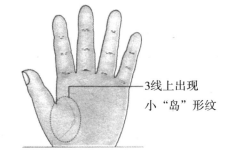

3线上出现
小"岛"形纹

▶ 手疗治病

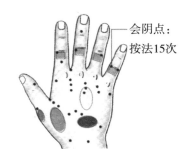

会阴点：
按法15次

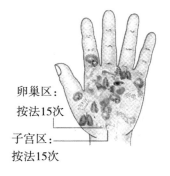

卵巢区：
按法15次

子宫区：
按法15次

自我手操疗法

① 右手掌横握左手掌，压住左手内小指，左手三指搭按右手手背。

② 右手掌掌心向上，五指散开，左手掌从后面叉入右手五指缝中，手指内收用力点按左手。

③ 两手掌向内交叉，两手之间用力相互挤压外推。

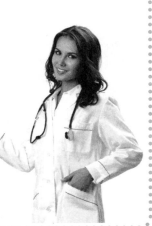

月经不调

月经不调是女性的一种常见疾病，凡月经周期紊乱，出血期延长或缩短，出血量增多或减少，经质异常，并可出现某些不适等症状者称月经不调。卵巢功能失调、全身性疾病或其他内分泌腺体疾病影响卵巢功能者，都能引起月经失调、下腹部疼痛、忧郁等症状。

▶ 症状

表现为月经周期或出血量的紊乱有以下几种情况：

（1）不规则子宫出血。

（2）功能性子宫出血。

（3）绝经后阴道出血。

（4）闭经。

▶ 手诊

（1）有青筋穿过腕横纹伸向大鱼际，或腕横纹线变浅、断裂，提示月经不调。

（2）3线尾部有"米"字纹或"十"字纹，提示卵巢功能失调导致月经不调。

▶ 手疗

手疗部位	步骤	选穴	方法
手心	第一步	生殖区	摩法20次
	第二步	肾穴	揉法20次
	第三步	命门	揉法20次
手心	第四步	合谷	揉法20次
	第五步	神门	揉法20次

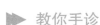 教你手诊

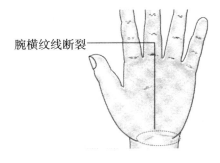

腕横纹线断裂

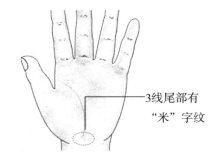

3线尾部有
"米"字纹

▶ 手疗治病

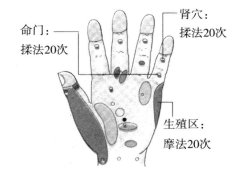

命门：
揉法20次

肾穴：
揉法20次

生殖区：
摩法20次

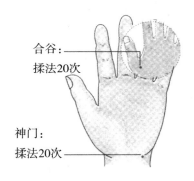

合谷：
揉法20次

神门：
揉法20次

自 我 手 操 疗 法

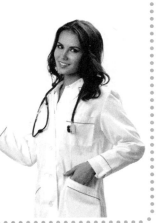

❶ 掌面朝外，把1角硬币横卡在中指与无名指指缝根部，用指力夹住，并向指顶端方向移行。

❷ 掌面朝外，把1角硬币放在无名指与中指指缝中，用力夹住，使硬币稍微上下移动而不掉落。

❸ 戒指戴在无名指中节上，用手转动戒指对手指进行刺激。

不孕症

女子结婚后夫妇同床2年以上，配偶生殖功能正常，未避孕而不受孕者，称原发性不孕。如曾生育或流产后，无避孕又2年以上不再受孕者，称继发性不孕。

▶ 症状

夫妇同居2年以上，没有采取避孕措施而未能怀孕。

▶ 手诊

（1）肾及生殖区皮肤枯白，青筋浮现，多属器质性病变引起不孕症。

（2）坤位低陷，青筋突出，提示生殖功能低下，不孕。坎位皮肤干枯苍白，表明生殖功能衰弱不易受孕。

（3）11线短有分裂或消失或没有，3线短或断裂，多属于性功能减退，妇女性冷淡，不易怀孕。

（4）近掌根处有羽毛样细纹或横向艮位的横断线，亦属不孕倾向。

▶ 手疗

手疗部位	步骤	选穴	方法
手心	第一步	肾穴	按法15次
	第二步	生殖区	摩法20次
	第三步	小手指	推法20次
手心	第四步	劳宫	按法15次
手背	第五步	关冲	按法15次

▶ 养生建议

① 增加营养，经常服用多种维生素，如维生素A、B族维生素、维生素C、维生素E，有利于增加受孕机会。

② 避免不良环境因素，对一些可能影响生育的工作应当注意防护。

▶ 教你手诊

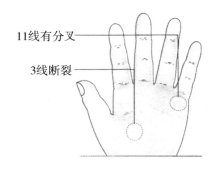

11线有分叉
3线断裂

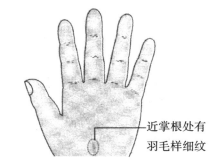

近掌根处有
羽毛样细纹

▶ 手疗治病

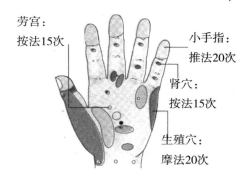

劳宫：
按法15次

小手指：
推法20次

肾穴：
按法15次

生殖穴：
摩法20次

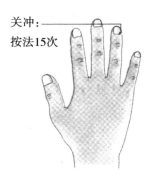

关冲：
按法15次

自 我 手 操 疗 法

❶ 右手掌心向下，小指内收，左手俯置
于右手背面之上，压住右手手背，挤
压右手小指。

❷ 两手掌相对，曲大拇指，食指，无
名指，小指，叉入对掌中指尖用力
挤压。

❸ 左掌掌心向下，散开五指。右手压左
手掌，五指散开，旋转摩擦20次。

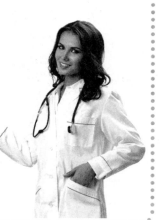

卵巢囊肿

卵巢囊肿是卵巢肿瘤中最多见的一种，分浆液性和黏液性两种。浆液性囊肿为单房、含浆液。黏液性囊肿为多房、含黏液，可发展成巨大肿瘤、囊性畸胎瘤等。两种囊肿均属良性，应切除以防恶变。

▶ 症状

随肿瘤增大出现下腹不适，膨隆包块。巨大肿瘤出现压迫症状，排便困难，呼吸困难。腹部或下腹部可按及包块。

▶ 手诊

（1）掌中出现13线，提示有可能患卵巢囊肿病。

（2）3线尾端有长叶状岛形纹，13线末端有小"岛"形纹，提示卵巢囊肿病情进一步严重，要引起足够重视。

▶ 手疗

手疗部位	步骤	选穴	方法
手心	第一步	生殖区	按法15次
	第二步	劳宫穴	摩法20次
	第三步	肾穴	摩法20次
手心	第四步	卵巢区	按法15次

▶ 养生建议

① 蔬菜类。少吃辛辣香燥发散之品，如辣椒、香菜等。

② 家禽家畜类。少吃性暖温补之品，如公鸡、鲤鱼、羊肉、牛肉等。

③ 调味品类。少用辛辣发散之品，如辣椒、花椒、八角、桂皮等。

④ 瓜果类。少吃温阳补气之品，如荔枝干、龙眼干等。

▶ 教你手诊

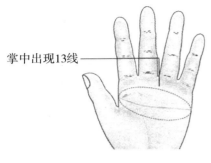

掌中出现13线

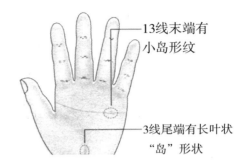

13线末端有
小岛形纹

3线尾端有长叶状
"岛"形状

▶ 手疗治病

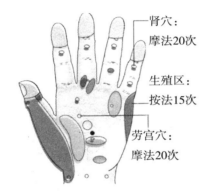

肾穴：
摩法20次

生殖区：
按法15次

劳宫穴：
摩法20次

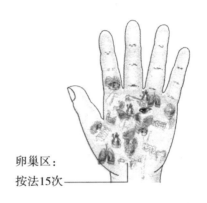

卵巢区：
按法15次

自我手操疗法

1 右手掌放在左手掌中，左手
四指内收与拇指一起挤压右
手手掌则用力对抗。

2 用右手五指呈离心方向缓慢
地拔伸左手小指根部15次。

3 用左手五指呈离心方向缓慢
地拔伸右手小指根部15次。

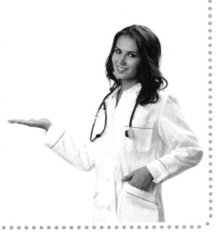

痛经

痛经指月经期间或其前后发生腹痛。凡月经初潮即发生痛经，生殖器官无明显器质性病变者，称为原发性痛经；如月经初潮时并无痛经，以后因生殖器官器质性病变导致痛经者，称为继发性痛经。

▶ 症状

一般在月经来潮1~2天出现下腹部阵发性绞痛，可放射到外阴、肛门及腰部，常常伴有恶心、呕吐、头痛、头晕，甚至面色苍白、出汗、手足冰冷等。经期过后，疼痛会逐渐消失。

▶ 手诊

（1）小鱼际有紫黑色斑点，按之不易褪色。大鱼际处颜色发青，表示少腹部位有瘀血。肝区青暗，多为肝肾虚损，不能濡养胞脉，行经后绵绵作痛。

（2）3线的外侧有一个明显的小三角纹符号，多提示此人患有痛经病。

▶ 手疗

手疗部位	步骤	选穴	方法
手背	第一步	止痛点	揉法20次
	第二步	会阴点	揉法20次
	第三步	腰腿脊反应区	摩法20次
手背	第四步	合谷	揉法20次

▶ 养生建议

患者配合适当的保健操或保健功能活动，对帮助子宫恢复位置是相当有益的。

① 仰卧：每天坚持2~3次并腿仰卧，双膝稍屈起，做腹式呼吸20次。腹式呼吸是吸气时胸部不扩张、腹部隆起，呼气时胸部不收缩而腹部收缩凹陷。

② 直立：脚跟提起，再放下。每回做20次，每天坚持3回。

▶ 教你手诊

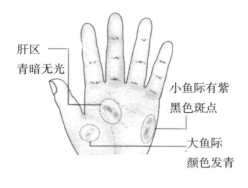

肝区
青暗无光

小鱼际有紫
黑色斑点

大鱼际
颜色发青

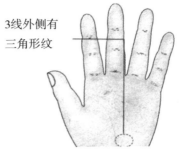

3线外侧有
三角形纹

▶▶ 手疗治病

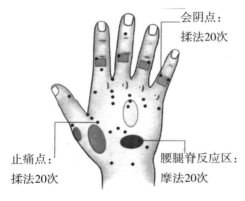

会阴点：
揉法20次

止痛点：
揉法20次

腰腿脊反应区：
摩法20次

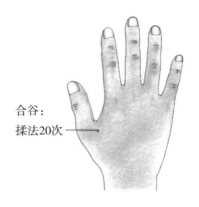

合谷：
揉法20次

自我手操疗法

1 两拇指、小指相抵，其余三
指交叉。

2 把戒指戴在中指第二关节
处，并上下移动戒指。

3 把戒指戴在小指根部，并上
下移动戒指。

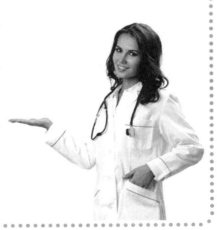

乳腺增生

乳腺增生也就是乳腺上皮增生，俗称"小叶增生"，它是妇女乳腺疾病中的常见病，是一组既非炎症又非肿瘤的病变；是以乳腺小叶和中段、末段导管的扩张、增生和囊性改变为主的一个过程。

▶ 症状

（1）肿块呈结节状，大小不一，质韧而有囊性感，与皮肤和深层组织之间无粘连并可推动。

（2）腋窝，肩背部偶有酸胀感，但腋窝淋巴结无肿大。

（3）偶伴有乳头溢液，溢液可为黄色、黄绿色或为无色浆液性。

▶ 手诊

（1）大鱼际颜色发青，肝区青暗，提示乳腺增生。

（2）无名指下手掌两条主线之间有倾斜的冬青树叶状岛纹符号，相切两主线，提示乳腺增生症。若出现双重叶状岛纹，提示患腋窝部淋巴结炎。

▶ 手疗

手疗部位	步骤	选穴	方法
手心	第一步	心穴	擦法15次
	第二步	肾穴	擦法20次
	第三步	劳宫穴	擦法20次
手侧	第四步	生殖穴	擦法20次

▶ 养生建议

有乳腺增生的女性如果同时具备下面几种情况就需要警惕了：一是出现乳腺增生的时间较长，二是增生的结节摸上去很多很明显，三是自己的年龄是在40～60岁的癌症高发期，四是有家族史。如果兼有这几个因素，女性就应该特别注意身体的变化，免得危及健康。

▶ 教你手诊

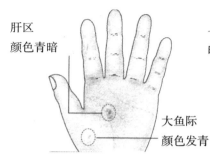

肝区
颜色青暗

大鱼际
颜色发青

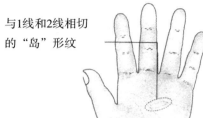

与1线和2线相切
的"岛"形纹

▶ 手疗治病

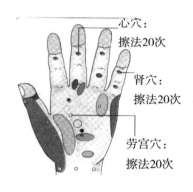

心穴：
擦法20次

肾穴：
擦法20次

劳宫穴：
擦法20次

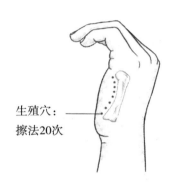

生殖穴：
擦法20次

◆◇◆ 自我手操疗法 ◆◇◆

① 把一根火柴棒放在两中指尖端用力夹住，同时两手拇指相互抵住，两手食指内收。

② 左手掌掌心向上，五指散开，右手掌从后面叉入左手五指缝中，手指内收用力点按左手。

③ 右手掌模拟左手掌，压住左手内收小指，左手三指搭按右手手背。

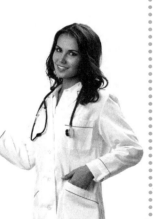

百日咳

百日咳，俗称"鸡咳、鸬鹚咳"，是一种常见的儿童传染病，多为嗜血性百日咳杆菌引起急性呼吸道传染病，经由飞沫传染。临床上以阵发性痉挛性咳嗽、鸡鸣样吸气吼声为特征，病程可长达2～3月，因此起名为百日咳。此病多发生于冬、春两季。

▶ 症状

炎症期微热、咳嗽、流鼻涕等，类似感冒，为期大约7天。痉咳期咳嗽逐渐加重，且呈阵发性咳嗽，尤以夜间为多。发作时以短咳形式连续咳十余声至数十声，形成不断的呼气。咳毕有特殊的鸡鸣样回声，易引起呕吐。病程常延长到2～3月。

▶ 手诊

（1）小儿拇指横纹中央处出现明显络脉，络脉颜色浅，说明咳嗽轻，络脉颜色深，说明咳嗽症状重。

（2）无名指横纹出现紫色脉纹。

▶ 手疗

手疗部位	步骤	选穴	方法
手心	第一步	少商	按法20次
手背	第二步	商阳	按法20次
手背	第三步	中冲	按法20次
手心	第四步	咳喘点	按法20次

▶ 养生建议

① 因为本病具有传染性，所以患病的小孩子应该隔离4～7周。患病期间应该不从精神上刺激患儿，应加强对患儿的营养，并要尽量带患儿去户外活动。

② 注意小儿的保暖，预防风寒。让患儿适当休息，多饮水。患儿居住的房间要注意通风，保持室内空气流通，避免煤气、烟尘等刺激。

▶ 教你手诊

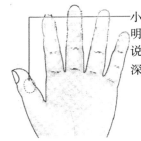

小儿拇指横纹中央处出现
明显络脉，络脉颜色浅，
说明咳嗽轻，络脉颜色
深，说明咳嗽症状重

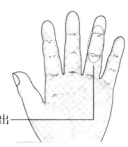

无名指横纹出
现紫色脉纹

▶ 手疗治病

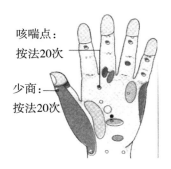

咳喘点：
按法20次

少商：
按法20次

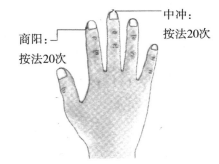

中冲：
按法20次

商阳：
按法20次

⬥⬥⬥ 自我手操疗法 ⬥⬥⬥

① 家长左手握小儿腕部，右手大拇指掐
小儿心、肝、脾三指，各掐一下，各
摇24下。

② 家长用左手拿小儿左手四指，右手四
指略托住小儿手背，用大拇指自乾摩
至震，自坤摩至坎。

③ 家长用右手拇指、食指、中指、捏小
儿肝、肺二指，左手拇指、食指、中
指挤小儿阴阳二穴。

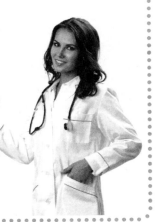

小儿便秘

小儿便秘是指大便秘结不通，排便时间延长，或欲大便而艰涩不畅的一种病症。具体症状为大便干、硬难解，或隔2~3天甚至更长时间才排便一次，多因饮食不当、乳食积滞、燥热伤胃等导致。一年四季均可发生，并不局限于干燥季节。

▶ 症状

小儿便秘主要表现为大便干结、干燥难解，且伴有腹痛、腹胀等现象。小儿便秘可分为功能性便秘，多由进食过少、食物中纤维过少等饮食因素引起；习惯性便秘多由于经常控制排便而产生；器质性病变所致的便秘多由于直肠，或其他全身疾病所产生。

▶ 手诊

（1）坤位颜色发黑，表明大肠传导失常、大便秘结、排泄不畅。明堂潮红及小鱼际呈片状明亮之红晕者，表明为胃肠积热、耗伤津液之热秘。巽位色泽青暗，伴有隆起，胃区亦晦暗不泽，提示为情志失和、肝脾郁结之气秘。

（2）3线上出现许多支线，提示可能有便秘。

▶ 手疗

手疗部位	步骤	选穴	方法
手背	第一步	合谷	捻法20次
	第二步	阳池	捻法20次
手心	第三步	四缝	捻法20次
	第四步	大肠	捻法20次

▶ 养生建议

小儿便秘时应该多吃蔬菜和水果，同时施以适当的穴位按摩效果会更好。

▶ 教你手诊

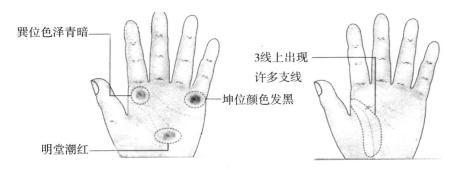

巽位色泽青暗

明堂潮红

坤位颜色发黑

3线上出现
许多支线

▶ 手疗治病

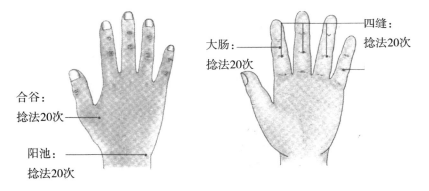

合谷：
捻法20次

阳池：
捻法20次

大肠：
捻法20次

四缝：
捻法20次

自我手操疗法

① 小儿掌心向上，家长推小儿虎口
和四指的第一、二、三关节。

② 家长用左手拿小儿左手四指，右
手四指略托住小儿手背，用大拇
指自乾摩至震，自坤摩至坎。

③ 小儿左掌向上，家长大拇指、中
指、食指依次捏小儿中指、食
指、拇指、无名指、小指、捏时
摇24下。

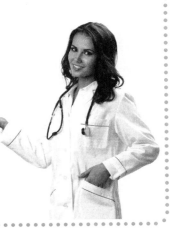

小儿遗尿

遗尿又称"尿床"，指的是在睡眠中不知不觉小便。一般情况下，孩子在3~4岁开始控制排尿，如果5~6岁以后还经常性尿床，每周2次以上并持续达6个月就是"遗尿症"。一般以5~15岁儿童较多见，但也有少数人一直到成年还继续遗尿。5岁以下儿童有遗尿，不属病态。

▶ 症状

小儿遗尿是儿童时期的常见病症，主要表现为睡眠时尿床，且有部分患儿在清醒时也不能自控而排尿，且伴有嗜饮水现象。小儿遗尿一般在婴幼儿时期得病，有的为一时行为，数月后消失，也有的是长期患病。

▶ 手诊

2线与3线始端相互交织形成菱形纹。

▶ 手疗

手疗部位	步骤	选穴	方法
手心	第一步	肺经	推法20次
	第二步	肾穴	揉法20次
	第三步	神门	揉法20次
手背	第四步	腕骨	揉法20次
手心	第五步	劳宫	揉法20次

▶ 养生建议

白天应注意不要让孩子过度疲劳。要让孩子养成睡觉之前排空小便再上床的习惯。鼓励孩子在排尿中间中断排尿，然后再把尿排尽，训练并提高孩子膀胱括约肌控制排尿的能力。

▶▶ 教你手诊

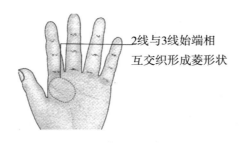

2线与3线始端相
互交织形成菱形状

▶▶ 手疗治病

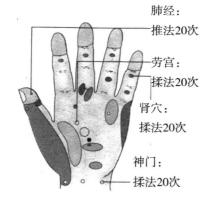

肺经：
推法20次

劳宫：
揉法20次

肾穴：
揉法20次

神门：
揉法20次

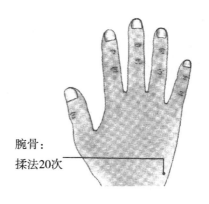

腕骨：
揉法20次

自我手操疗法

① 家长用两手托住小儿手背，将两大拇指外阴阳二穴推分。阳穴宜重，阴穴宜轻。

② 家长左手拿小儿肘，手向下轻摆三、四下。再用左手托小儿（左月右斗）肘上，右手托小儿手背，拇指掐虎口，往上向外顺摇24下。

③ 家长用左手四指托小儿手背，拇指掐掌心，逐指推运。

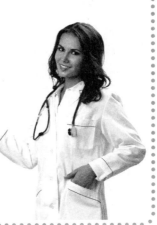

小儿疳积

小儿疳积是一种常见病症，是指由于喂养不当，或由于多种疾病的影响，使脾胃受损而导致全身虚弱、面黄消瘦、发枯等慢性病症，即平常所说的营养不良，尤其多发于1～5岁儿童中间。

▶ 症状

（1）恶心呕吐、不思饮食、腹胀腹泻。

（2）烦躁不安、哭闹不止、睡眠不实、喜欢俯卧、手足心热、口渴喜饮，两颧发红。

（3）小便混浊、大便时干时溏。

▶ 手诊

（1）3线出现青色并且变宽。

（2）十指横纹皆出现脉纹。

▶ 手疗

手疗部位	步骤	选穴	方法
手背	第一步	合谷	揉法20次
手心	第二步	四缝	掐法20次
	第三步	鱼际	揉法20次
手背	第四步	腹泻点	点法15次

▶ 养生建议

① 对小儿腹部和脐部进行掌摩法的按摩，然后进行捏脊的按摩，治疗效果更好。

② 经常带小儿到户外活动，呼吸新鲜空气，多晒太阳，有利于增强小儿体质。

③ 喂养要得当，定时、定量喂奶，进食营养丰富、易于消化的食物。

▶ 教你手诊

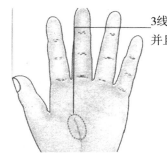

3线出现青色
并且变宽

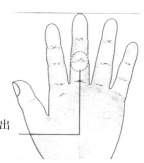

十指横纹皆出
现脉纹

▶ 手疗治病

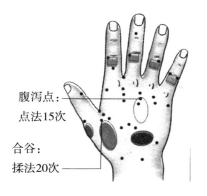

腹泻点：
点法15次

合谷：
揉法20次

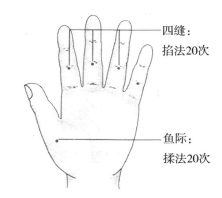

四缝：
掐法20次

鱼际：
揉法20次

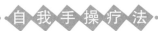
自我手操疗法

① 家长用左手拿小儿左手四指，右手
四指略托住小儿手背，用大拇指自
乾摩至震，自坤摩至坎。

② 小儿掌心向上，家长推小儿虎口和
四指的第一、第二、第三关节。

③ 家长用左手拇指掐小儿总筋，右手
大拇指、中指像弹琴般弹过曲池。

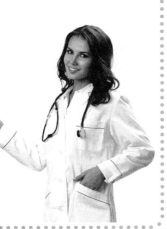

小儿消化不良

消化不良是由非感染饮食因素引起的胃肠疾患，主要表现为大便每日5~6次，呈蛋花样或水样，黄色或黄绿色，有白色小块，大便酸臭、不思乳食、腹满胀痛，可有低热、溢奶等现象发生。

▶ 症状

（1）单纯性消化不良：一天腹泻在10次以下，大便黄色或带绿色，水分不多，腹部胀气，偶有呕吐，有时发热，但不太高，患儿食欲不振但精神尚好。

（2）中毒性消化不良：病情较严重，发病突然，热度较高，每天排便一般在20次左右，甚至次数更多。大便常呈水状或呈蛋花汤状，无里急后重（下坠）感。呕吐频繁，每天可在10次以上，易产生严重脱水。

▶ 手诊

（1）小儿拇指本节后大鱼际处出现散乱青色络脉。
（2）食指中节横纹出现淡红色络脉。

▶ 手疗

手疗部位	步骤	选穴	方法
手背	第一步	关冲	摩法20次
手心	第二步	食指	捻法20次
	第三步	肾穴	摩法20次
	第四步	胃肠点	摩法20次

▶ 养生建议

① 对婴幼儿要尽量给予母乳哺养，不要在夏季让孩子断奶。

② 喂奶要定时，不可一次喂太多，两次喂奶中间要让孩子饮用适量白开水。

③ 孩子断奶以后要切实搞好饮食卫生，不要让孩子吃剩饭、剩菜和不清洁的食物。

▶ 教你手诊

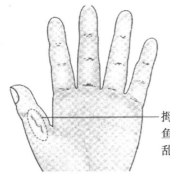
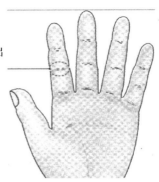

食指中节横纹出
现淡红色络脉

拇指本节后大
鱼际处出现散
乱青色络脉

▶ 手疗治病

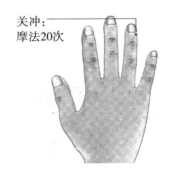
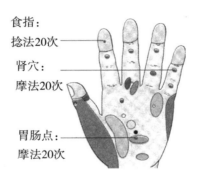

关冲：
摩法20次

食指：
捻法20次

肾穴：
摩法20次

胃肠点：
摩法20次

● ● 自 我 手 操 疗 法 ● ●

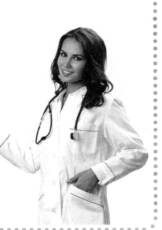

❶ 小儿左手掌向上，家长用两手中指，无名
指，小指三指托住，左右食指共同揉按，
中指旁揉。

❷ 家长右手拿小儿左食指，中指，无名指三
指，小儿掌向上。

❸ 小儿掌心向上，家长推小儿虎口和四指的
第一、二、三节。

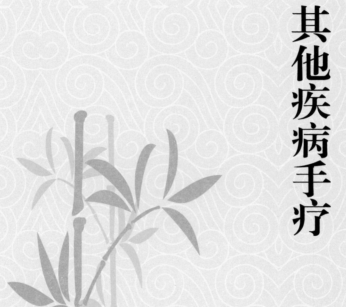

第十章

其他疾病手疗

腰 痛

> 腰痛是患者自觉腰部一侧或两侧疼痛，或疼痛连及背脊，或疼痛引发少腹，或痛感连及骨髓，或牵引腿部疼痛的一种病症。

▶ **症状**

老年人因关节老化引起的腰痛多是下背部疼痛和僵硬，一般休息后、夜间或晨起时加重，稍稍活动后减轻，但活动过多或劳累后则症状加重，天气寒冷或潮湿时疼痛也常加重。青年人发生腰扭伤后引起的腰痛剧烈，不敢咳嗽及深呼吸，重者不敢站立，多伴有压痛点。而软组织损伤引起的腰痛多为隐痛、胀痛、酸痛，腰痛位置固定。

▶ **手诊**

（1）腰椎区出现凌乱的"十"字纹，提示患有腰椎增生引起的腰痛。

（2）过分延长的11线延长到腰椎区，提示患有肾虚引起的腰痛。

▶ **手疗**

手疗部位	步骤	选穴	方法
手背	第一步	腰脊点	点法20次
	第二步	腰痛点	点法20次
	第三步	坐骨神经点	点法20次
手心	第四步	太渊	摩法20次

▶ **养生建议**

① 孕妇防止腰痛，最好扎腹带或孕妇专用腰带来支撑腰部。

② 避免迅速起立。站起来时，要用手扶着桌子或椅子。

▶ 教你手诊

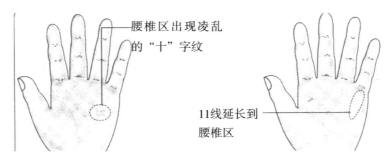

腰椎区出现凌乱
的"十"字纹

11线延长到
腰椎区

▶ 手疗治病

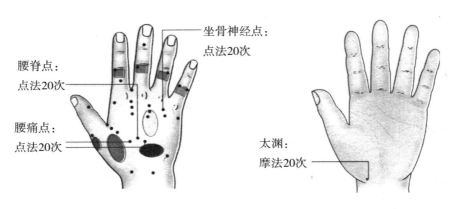

坐骨神经点：
点法20次

腰脊点：
点法20次

腰痛点：
点法20次

太渊：
摩法20次

╍╍╍ 自 我 手 操 疗 法 ╍╍╍

❶ 伸掌，突然中指向大拇指弯缩，食
指、无名指及小指仍伸直。

❷ 右手拇指、食指沿掌骨沿线的延伸
线抓捏左手食指根背部皮肤。

❸ 掌心靠内，先以中指指尖内收压指
根，其余四指握拳，大拇指内收握住中指不
至于过分内收，形成中指突出的握拳状。

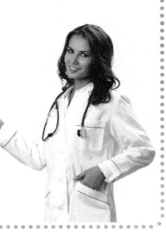

失 眠

　　失眠，又称为"不寐""不得眠""不得卧""目不瞑"，是经常不能正常睡眠的一种病症。常伴有白天精神状况不佳、反应迟钝、疲倦乏力，严重影响日常生活和工作学习。

▶ 症状

　　入睡困难或不能熟睡，容易被惊醒；醒后无法再入睡；睡过之后精力没有恢复；频频从恶梦中惊醒，自感整夜都在做恶梦；发病时间可长可短，短者数天可好转，长者持续数日难以恢复。

▶ 手诊

　　（1）智慧线断续不齐，命运线呈波浪形，提示心理状态不稳定，易受外界刺激、干扰、情绪波动大，入睡容易醒。

　　（2）智慧线尾端有三角形纹，提示神经衰弱，导致失眠。

　　（3）食指掌指关节附近出现片状白色，提示心脾两虚，多梦易醒。

　　（4）巽位有一条紫暗色青筋直冲食指，则表明情态失和，肝经郁结，性急善怒，烦躁不易入眠。

▶ 手疗

手疗部位	步骤	选穴	方法
手背	第一步	合谷	摩法20次
手心	第二步	神门	摩法20次
手背	第三步	关冲	摩法20次
手背	第四步	安眠穴	摩法20次

▶ 养生建议

　　床的硬度和枕头的高度应适中；生活有规律，定时上床，晚餐不宜过饱，睡前不饮茶和咖啡等刺激性饮料；以清淡而富含蛋白质、维生素的饮食为宜。

▶ 教你手诊

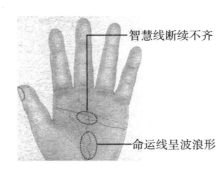
智慧线断续不齐
命运线呈波浪形

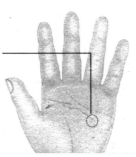
智慧线尾端有
三角形纹

▶ 手疗治病

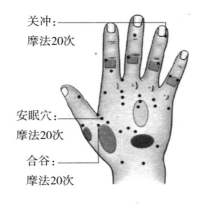
关冲：
摩法20次

安眠穴：
摩法20次

合谷：
摩法20次

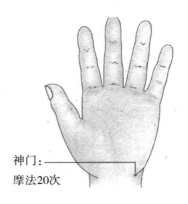
神门：
摩法20次

自我手操疗法

① 用木棒呈向心方向均匀点状刺激手掌中指。

② 用木棒呈向心方向从小指尖端部沿掌骨线向下均匀点刺。

③ 双手五指张开，背对背反掌。

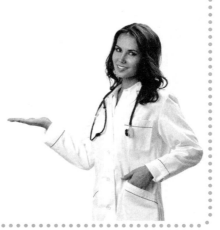

便 秘

便秘，从现代医学角度来看，它不是一种具体的疾病，而是多种疾病的一个症状。由于引起便秘的原因很多，也很复杂，因此，一旦发生便秘，尤其是比较严重的、持续时间较长的患者应及时到医院检查，以免延误原发病的诊治，并能及时、正确、有效地解决便秘的痛苦，切忌滥用泻药。

▶ 症状

便秘的一般表现是大便次数减少，经常3~5日或6~7日，甚至更久，才能大便一次。或者虽然次数未减，但是粪质干燥坚硬，排出困难，并伴有头痛、头晕、腹中胀满、脘闷嗳气、食欲减退、睡眠不安、心烦易怒等症状。

▶ 手诊

（1）小鱼际颜色发青，掌根肾、生殖区位置低陷，青筋隐隐，则为阳气虚衰，寒自内生，运化无力之冷秘。

（2）伴有隆起，胃区亦晦暗不泽，提示为情志失和，肝脾郁结之气秘。

（3）3线上出现许多支线，提示可能有便秘。

▶ 手疗

手疗部位	步骤	选穴	方法
手背	第一步	合谷	揉法20次
手心	第二步	劳宫	揉法20次
手背	第三步	二间	揉法20次
手背	第四步	肾穴	揉法20次

▶ 教你手诊

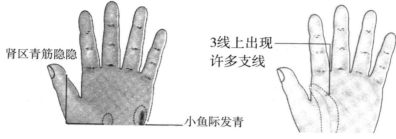

肾区青筋隐隐

3线上出现
许多支线

小鱼际发青

▶ 手疗治病

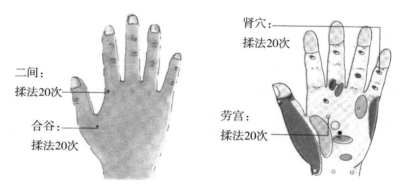

二间：
揉法20次

合谷：
揉法20次

肾穴：
揉法20次

劳宫：
揉法20次

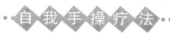

自我手操疗法

① 以一手的拇指及食指呈螺旋状捻按另
一手的无名指，从根部移动到顶端。

② 两手握拳、拳心朝下，使掌骨突起处
与对拳凹陷处贴紧压迫。

③ 两手掌心向内，五指交叉，相互挤压
拔伸20次。

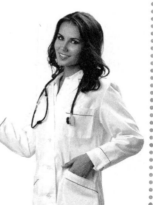

头　痛

头痛是临床上最常见的症状之一，涉及多个系统，尤其是在神经系统疾病中多见，其病因十分复杂。发病率高，有人称头痛是仅次于感冒的常见病，其实头痛是一种症状，而不是一种疾病。头痛一般是指前面在眉毛以上，后面枕下部以上即头颅上半部这一范围的疼痛。

▶ 症状

头痛是临床上常见的症状，通常是局限于头颅上半部，包括眉弓、耳轮上缘和枕外隆突连线以上部位发生疼痛。

▶ 手诊

（1）2线平直上翘且横贯手掌，易头痛。两条平行的4线，向小指方向直上而去，提示多因生活无规律，影响头部神经、血管，导致偏头痛。

（2）2线上出现斜向小指的干扰纹，且食指第二指节有星形纹者，提示心理多疑，平素抑郁寡言，稍受刺激会不安，故导致紧张性头痛。

▶ 手疗

手疗部位	步骤	选穴	方法
手侧	第一步	头穴	点法20次
手背	第二步	前头点	点法20次
	第三步	头顶点	点法20次
	第四步	偏头点	点法20次
	第五步	后头点	点法20次

▶ 养生建议

① 环境要安静，室内光线要柔和。

② 可按照头痛的部位进行按摩治疗，前额痛可取阳白穴，两侧痛可取百会穴，头顶痛可取风池穴。

▶ 教你手诊

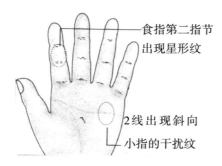

食指第二指节
出现星形纹

2线出现斜向

小指的干扰纹

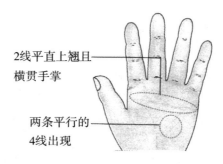

2线平直上翘且
横贯手掌

两条平行的
4线出现

▶ 手疗治病

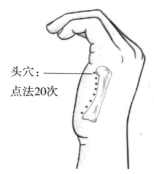

头穴：
点法20次

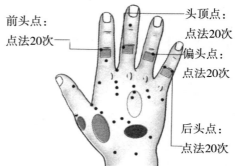

前头点：
点法20次

头顶点：
点法20次

偏头点：
点法20次

后头点：
点法20次

自 我 手 操 疗 法

① 把圆球放在手背上，使球在手背上前后
左右倾斜和滚动。

② 右手五指撮合一起，用左手掌紧包裹右
手五指，一紧一松地用力挤压。

③ 右手空心握拳，微屈五指，大拇指对挤
中指，两指指尖相掐。

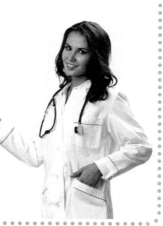

眩 晕

眩晕是目眩和头晕的总称，眩是指眼花、视物不清和昏暗发黑；晕是指视物旋转，或仿佛天旋地转，不能站立。因为眩和晕总是同时并见，故习惯上把它们合称作眩晕。

▶ 症状

回转性眩晕主要症状为天旋地转；诱发性眩晕通常发生在突然将头后仰，或坐着站起时；浮动性眩晕则会使人感觉好像踩在棉花上；动摇性眩晕会让患者如临地震，出现上下动摇的眩晕感。

▶ 手诊

（1）1、2、3线均较浅淡。
（2）2线中央出现大"岛"纹。
（3）指甲均出现苍白色改变。

▶ 手疗

手疗部位	步骤	选穴	方法
手侧	第一步	头穴	掐法20次
	第二步	肝胆穴	点法20次
手心	第三步	关冲	按法20次
手心	第四步	中冲	按法20次

▶ 养生建议

急性头晕目眩发作的患者，应静卧、解除精神紧张；忌食酒、咖啡这类刺激亢奋性的物品；多食含维生素C丰富的水果，如柠檬、葡萄、奇异果等。

▶ 教你手诊

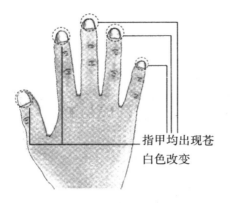

指甲均出现苍
白色改变

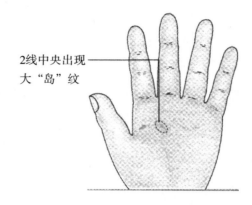

2线中央出现
大"岛"纹

▶ 手疗治病

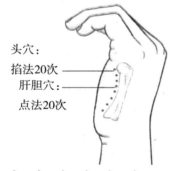

头穴：
掐法20次
肝胆穴：
点法20次

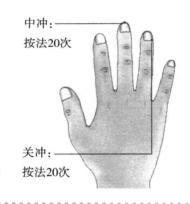

中冲：
按法20次

关冲：
按法20次

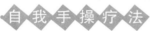

自 我 手 操 疗 法

① 两手掌心向下，将拇指内
缩，两手并拢，其余四指
突然手力散开，动作要有爆
发性。

② 两手掌竖立，拇指向里，两
手掌用力对抗，指尖在对抗
中左右摇摆6次。

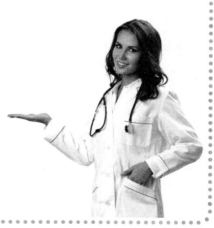

视疲劳

眼睛疲劳时，不仅疼痛，而且视物模糊不清，也会引起头痛、头重、肩膀僵硬等症状。调节性眼睛疲劳、肌性眼睛疲劳可能导致近视、散光，或左右眼度数不同的老花眼等。

▶ 症状

视疲劳的症状有眼干涩、异物感、眼皮沉重、视物模糊、畏光流泪、眼胀痛及眼部充血等，严重者还可出现头昏、头痛、恶心、精神萎靡、不能集中注意力、记忆力下降、食欲不振，以及颈肩腰背酸痛和指关节麻木等全身综合征。

▶ 手诊

（1）2线过于短浅。

（2）3线中央处出现"O"形纹。

▶ 手疗

手疗部位	步骤	选穴	方法
手背	第一步	少泽	摩法20次
	第二步	商阳	摩法20次
	第三步	前谷	摩法20次
手心	第四步	眼点	按法20次

▶ 养生建议

① 减少光刺激，避免强光，电脑荧光屏的亮度要适当。

② 注意眼睛休息，通常连续用眼1小时，休息5～10分钟。

③ 在车上不要看电视或者看书。

④ 多摄取维生素A和胡萝卜素，它们是保护眼睛、维持正常视力的"灵丹妙药"。

▶ 教你手诊

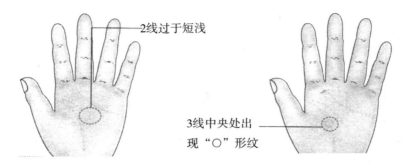

2线过于短浅

3线中央处出
现"○"形纹

▶ 手疗治病

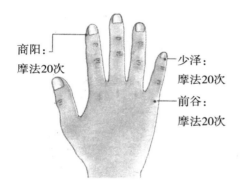

商阳：
摩法20次

少泽：
摩法20次

前谷：
摩法20次

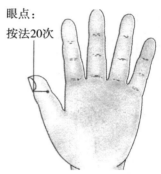

眼点：
按法20次

自 我 手 操 疗 法

① 左手空心握拳，微屈五指，
大拇指与小指指尖相掐。

② 手平伸、手心朝外，迅速缩
回大拇指、中指、无名指和
小指，只留食指呈现"1"
字姿势。

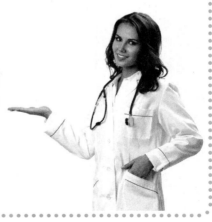

休 克

休克是指因外伤、出血、烧烫伤等伤害或情绪过度刺激及恐惧等多种强刺激而引起的一种有效微循环量不足的情况。主要表现为肤色苍白、冰冷，脉搏快而弱，呼吸浅而快，神志模糊或烦躁。若没有得到及时处理，会意识丧失、体温下降，严重可致死亡。

▶ 症状

休克是一种急性循环功能不全综合征。常见的临床表现有血压下降、脉搏微弱、四肢湿冷、皮肤苍白、发绀、神志模糊等症状。在临床上，休克可分为低血容量性、感染性、心源性、神经源性、过敏性、创伤性等多种类型。

▶ 手诊

（1）1、2、3线在食指下方处相互交织，且2线出现星状纹。

（2）手掌温度比正常人冰凉、湿冷，提示出现休克。

▶ 手疗

手疗部位	步骤	选穴	方法
手背	第一步	合谷	按法20次
手心	第二步	劳官	按法20次
手背	第三步	急救点	掐法20次
	第四步	升压点	掐法20次
	第五步	血压反应区	掐法20次

▶ 养生建议

遇到休克患者，首先应稳定患者情绪，并给予安慰。如果患者怕冷，要把患者放到暖和的房间，并加盖轻软的被子。让患者卧床，把足部垫高。如果患者恶心，要把他的脸侧向一旁，防止呕吐后导致误吸；如有口干，给患者喝热茶或糖水；严重者应及时送医院。

▶ 教你手诊

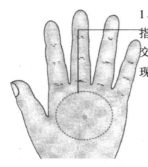

1、2、3线在食指下方处相互交织，且2线出现星状纹

手掌温度比正常人冰凉、湿冷，提示出现休克

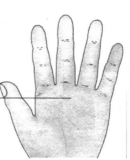

▶ 手疗治病

急救点：
掐法20次

血压反应区：
掐法20次

合谷：
按法20次

升压点：
掐法20次

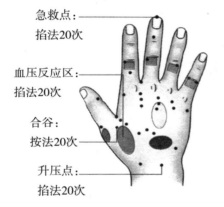

劳宫：
按法20次

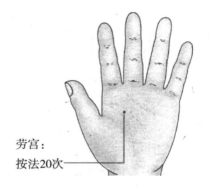

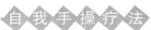 自 我 手 操 疗 法

① 两手握拳，拳心朝下，使掌骨突起处与对拳凹陷处贴紧压迫。

② 掌心靠内，先以中指指尖内收压指根，其余四指握拳，大拇指内收握住中指不致过分内收，形成中指突出的握拳状。

③ 右手拇指、食指沿食指掌骨沿线揪捏左手食指根背部皮肤到腕横纹处。

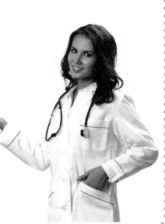